丁先生、漢方って、おもしろいです。

丁 宗鐵　南 伸坊

朝日文庫

本書は二〇一四年十一月、小社より刊行されたものです。

丁先生、漢方って、おもしろいです。　目次

イラスト　南伸坊

まえがき

南 伸坊

私は以前「理解の遅い才能」を買われて、個人授業シリーズという本を出したことがあります。

生物学の岡田節人(ときんど)先生、免疫学の多田富雄先生、解剖学の養老孟司先生、それから心理療法の河合隼雄先生と、先生はすべてすばらしく立派な先生方です。

立派な先生の講義を受ける時、優秀な人はたいがい、失礼のないように予め(あらかじ)、勉強をしていきます。ところが私はハナからそんなことはできませんから、なんの用意もなしに先生にお会いして、講義がわからない時にはポカンとしてる。

先生が見かねて、わかるように嚙みくだいてお話をしてくださるというのが、前述した私の「才能」です。そうして講義が終わると、取ったノートとテープおこしをした講義録から、自分が理解できた、おもしろい！　と思ったところだけで本をつくりました。

今回、本書をつくる話をもってこられたのは編集者の矢坂美紀子さんですが、矢坂さんは前出の本をお読みになって、しかるべき漢方のお医者さんに講義をしていただいて、私に以前のような要領で本をつくってもらおうと思ったらしい。

漢方の基礎のわかるような、入門書のようなものをイメージされていたようです。

私のその時の答えはこんな具合。

「漢方についてのマジメな本は、たくさん出てます。私にはそういう本をつくる能力も興味もない。私にあるのは、わからずやの才能と、おもしろ好きの才能だけです」

ところで私はちょうどいま漢方のお医者さんに主治医になっていただいてます。かかりつけの先生が漢方の先生。で、この先生の話がものすごくおもしろい。この先生の話をまとめるような本だったら大いにつくる気がある。そのかわり、矢坂さんがお考えのようなマジメな本にはなりません。先生の話はどんどん横道にそれてって、そこがおもしろい。先生の話、そのまんまのような本だったら、大いにつくりたいけど、冗談や雑談を削ってマジメな本にするんだったら、それは私の任じゃない。

好きなようにしていいということなんで、おひきうけしました。それで『一冊の本』ていう冊子に連載を始めました。うれしいことに友人たちから反響があって、たいがい、「おもしろい」と言ってくれます。

どうやら私がいろいろカラダの不調を訴えたりするところが気に入るらしく、「大丈夫なの？」と半笑いで心配してくれます。

いや、そういうことじゃなく、丁（てい）先生の漢方的発想に、私たちの常識がグラグラするところがおもしろいのに、と思うんですが、単に、日常的な不調が話題にされるのが、おもしろいっていう気持ちも、わからないではない。カラダのことってわからないことばかりだし、わかるとおもしろいのだ。

丁先生は、若いころは歴史学者になりたかったたって人だから、なんかの拍子に、突然歴史の話題になって、びっくりするような初耳の話を聞くことになる。

そんなふうにして聞いた正座の話や、茶の湯とキムチの話は、そうこうするうち、先生が本にお書きになりましたから、それは『正座と日本人』『茶の湯とキムチ』（共に講談社）っていう先生の著書をお読みになるといい。とてもおもしろいです。

本書でも、鑑真和上はブータン人だ説とか、イスラム教とブランデーの関係とか、天才と梅毒とか、正倉院の漢方薬とかこれから次々に本になりそうな話題が満載です。しかし、これらの突飛なような「おもしろい話」も、よくよくたどっていくと、すべて、漢方とか医療とかに、つながっていく、というのに気がつきました。

仕事とは全く別の趣味、と見えていた話が、丁先生の脳ミソの中で、実は緊密なつながりをもっていた。それがとてもすばらしいことだと私は思ったのです。

つまり、仕事も趣味も、同じように全力で追求されるうちに、一つの脳ミソの課題としていつの間にかそれらは有機的に連絡していたわけです。たとえばいま、丁先生は奈良の大仏の顔が、創建当時どんな顔だったたか？　を探究されてるんですが（あの顔は何度も修復されていて元の顔とだいぶ違っているらしい)、それではこれが漢方とどうつながるのか? それは私にはわかりません。

わかりませんけれども、先生がそれを解明されたころには、まったく無関係ではなかったことがわかるにちがいない。と思っているわけです。

とにかく講義をうけているあいだずっと、私は丁先生の脳ミソの中で、おもいっきりトリップしてました。

すばらしい脳内旅行。読者のみなさんにも、このおもしろさ、つたわったらうれしいです。

丁先生、漢方って、おもしろいです。

1　漢方が西洋医学に敗けたワケ

丁宗鐵（むねてつ）先生は、ぼくの主治医（せんせい）です。具合がわるくてもわるくなくても二ヵ月に一ぺん診療所に出かけて診察をうけてます。ぼくは当時「肺がん」の疑いありとされて大きな病院で治療をうけていました。治療というより、正確には検査、検査、検査でしたね。

ＣＴで肺にカゲが見つかった。検査入院をして調べた結果、十中八九はがんだけれどもがんでない可能性もある。

「手術すればハッキリしますから切りましょう」

と言われましたが、ちょうどその日にぼくは安保（あぼ）徹先生の本を読んでいて〈がんの三大治療は避けたほうがいい〉説になってましたので、手術は断って、その後も検査だけを継続していました。

丁先生にはセカンドオピニオンをということで、かかるようになったわけです。丁先生のお考えは、安保先生と全く同じではないようでしたが大きく分けると、同じ陣営のようでした。

ぼくは手術も放射線治療も抗がん剤もやらないで、自己の免疫力で治ってやれ、と思っていました。安保先生の説に従って、ストレスのない生活を送って副交感神経を優位にしてとか、けっこう「マジ」に患者生活を送っていたのです。

まァ、そんな頃ですから、ぼくはそうとう「シリアス」な顔をしていたと思います。いつもは読書がなかなかすすまないタチなんですが、病人というのは、自分の病気にはものすごく興味があります。だから、病気本に関してはものすごく集中するし、安心材料がほしいから、そういう本をみつけてきちゃあ、ぐんぐんどしどし読んでました。

だから、当時は月一回の診察日に、きっとはしばしにそうやって取り入れたニワカ知識でもって、専門家の先生に対して、さまざま「主張」をのべたてていたと思います。先生はニコニコ素人の主張を聞いてくれていて、それだけでなく、火に油を注ぐような初耳の情報を次々ふきこんでくるんです。それがとっても意外な話ばっかり。

ぼくは、意外性のある話が大好物です。意外性のある話というのは、なにがおもしろいのかといって、それまで「こう」と思い込んでいたことがひっくり返るんで、そこからいろいろ考え直さなきゃならなくなる。それで頭の中が活性化するんです。

そのおもしろさと、自分のからだの心配が、いつも同居していたというのも、熱心さを加速させたかもしれない。とにかく先生は興に乗ると、診察そっちのけで、おもしろい話の方をはじめちゃうんですよ。ヤキモキしながらおもしろい。

この本は、丁先生に漢方医学の講義をしていただいて、ぼくがそれをノートにとる、というカタチで依頼を受けたものですが、あのときのおもしろさを、ぼくはみなさんにも味わってもらいたいなと思っていて、そんなかんじの本になったらと考えています。


南 いまでこそ、西洋医学に対して漢方というのが、考え方の方向の違う大系なんだって理解もされてきていますけど、興味のない人にとったら、漢方なんて民間療法に毛が生えたようなもんだと思われているんじゃないですかね。

捨てないでとっといたミカンの皮とか石膏けずった粉とか、漢方薬って、なんでも薬ですよね。ニッキとかトカゲの干したのとか、虎のペニスとか……そんなもん煎じて飲んで、ほんとに病気治るのか？　って。

西洋医学っていうのは、とりあえず、パスツールが「病原菌」てもんを発見しますね。いままで悪霊が入ってきたのが病気だと思ってたら、実は細菌っていう生物だった。それが悪さをする。

病気の原因が顕微鏡でわかるっていう、画期的な変化ですよね、つまりこの一点で西洋医学は東洋医学に決定的な差をつけてしまった。

丁 私は、そこは歴史的にも違う意見を持っています。たとえば日本で漢方と西洋医

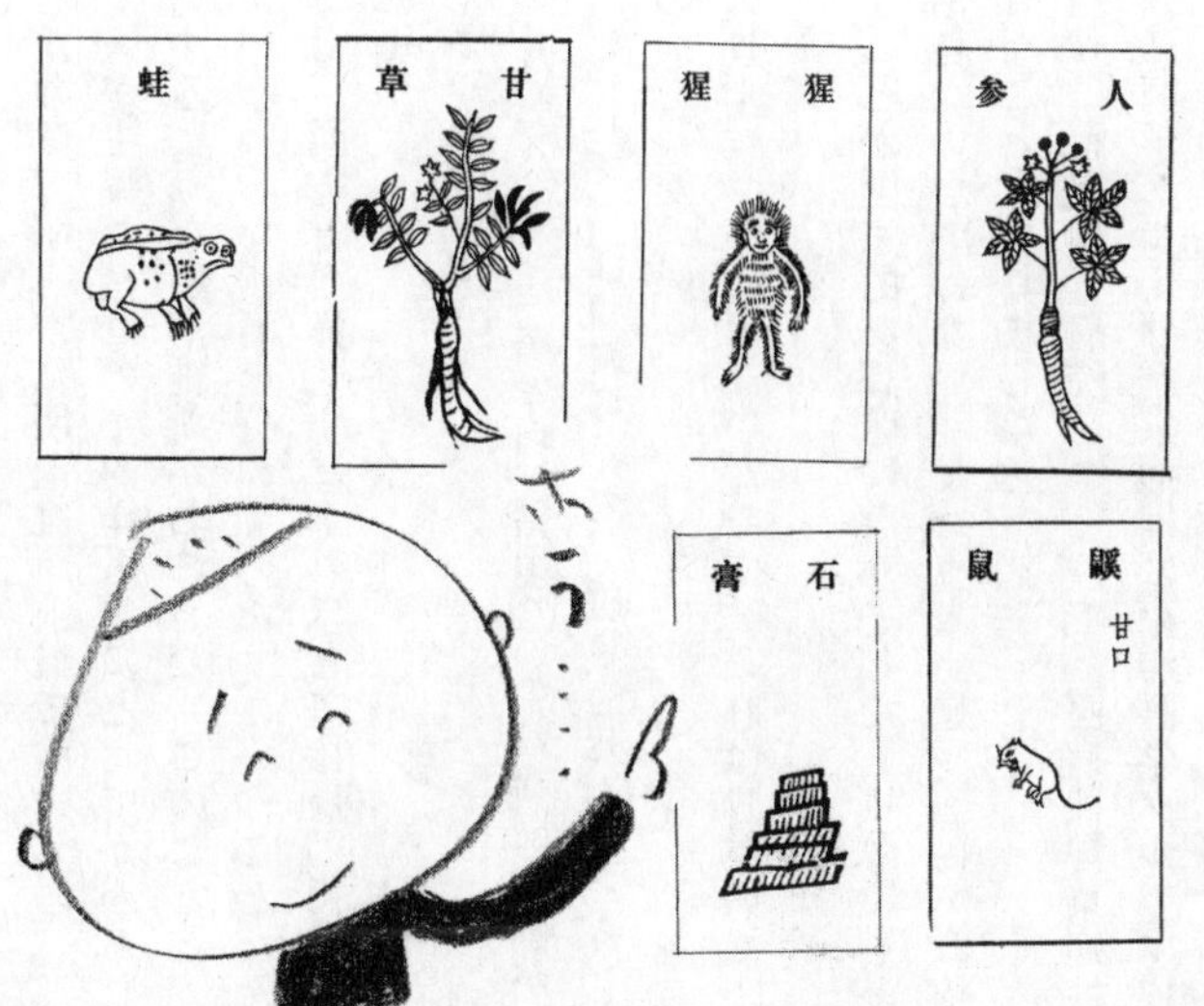
蛙
甘草
猩猩
人参
ホウ……
石膏
鼷鼠
甘口

学の力関係が逆転したのは、明らかに明治維新前後です。

それまで日本は漢方が主流だったのが西洋医学にとってかわられますが、それは、日本で「革命」に相当するような明治維新がおこった、このことと、西洋医学が「医療の一般化にふさわしいいろいろな側面を持っていた」ということなんです。その時点の治療技術ということでは、漢方と西洋医学にそれほど差はないんです。むしろ漢方のほうが優れていたと思います。

南　エ⁉　そうなんですか。

丁　明治十一年（一八七八）に「漢洋脚気相撲」という出来事がありました。脚気は「江戸わずらい」といわれて、江戸に多くて、将軍も死んじゃうし二十歳の若者も死んでしまうような死の病だった。

ところが、脚気はヨーロッパにはないんです。これは日本の風土病だという位置付けになった。

それで脚気を治すことが国家的な課題になりました。軍隊にも多発するんで、これは大変だと、何とか治さないといけないっていうときに、当時の政府はものすごい、今では考えられないようなことをやりました。

東京の一ツ橋あたりに官立脚気病院をつくって、西病棟、東病棟と二つの病棟をもうけます。西病棟は西洋医学グループ、東病棟は東洋医学グループで治療する。これは世界で初めての比較対照の視点を採り入れた臨床試験です。

こういうことを明治初期に、政府が音頭を取ってやったんです。脚気はそれくらい重大な病気だった。

発想がすごい。たとえば月曜日に来た患者は西病棟に入院させて西洋医学で治療する。火曜日に来た患者は東病棟に入院させて漢方で治療する。

結果は漢方が優勢だった。漢方の方が治ったんなら漢方がいいじゃないか。それで、「漢方ではどんな治療をしたのか」と聞かれたときに、漢方がおどろくべき返答をした。「処方内容は秘密です、秘伝ですから全部は教えられません」。政府に、一介の医者がこんなことを言った。こんなこと世の中で通るわけない。私がもし、時の政府の衛生行政の担当者だったら、激怒して漢方は切りますよ。

日本国全体の将来、百年後を考えたら、こんなもの役に立ちません。むしろ足枷になる。こういうばかな考えが、当時の漢方医の常識だった。

漢方の世界では、こういう秘密主義がはびこっていました。当時も漢方医療についての本は出版されています。ところがそこでも秘伝については書かれていないんです。書かれていないだけじゃない、本にウソが書かれています。

南　エ!?　秘密にするだけじゃなく？

丁　はい、一方、西洋医学は教育システムがすごくちゃんとしていた。学校をつくって教育して、十年後には医者が何人できるかちゃんと計算できる。漢方は弟子入りしてまき割り、飯炊きから始まって、医者になれるかどうかは本人たちの努力しだい。何年でどのくらいの腕の医者ができるか想定できない。計算ができない。明治政府は富国強兵で今でいう計画経済的なことを考えてましたから、漢方は採用できない、西洋医学でやるしかない。これが西洋医学にきりかわった根本的な原因だった。

後づけで、西洋医学は軍事医学に優れていて、鉄砲で負傷した兵の治療がうまかったとかいいますが、それは枝葉末節の話です。

たとえば、当時の治療技術として漢方でも西洋医学でも麻酔はありましたが、日本に来た西洋医学の先生は麻酔があまり得意じゃない人ばかりでした。

日本には華岡青洲の飲むだけでかかる麻酔薬もありましたが、その前にも実はアジアには麻酔がたくさんありました。華岡青洲の薬も、曼荼羅華（まんだらげ）という植物を中心に使いますが、それも中国で行われていた節があります。ただ、みんな秘伝ですから「こんなに効くものだれが教えるか」というので、一代で終わってしまったり、師弟の間でひそかに伝えられるだけですから、非公開のまま結局発達しなかった。

華岡青洲も、当時、麻酔の技術は入ってきていて、曼荼羅華という植物を使うのはわかった。けれども、それをどう使うのか、使い方や量がみんな秘密なので一からやらないといけない。それで家族を実験台にしたわけです。そうして、やっとつきとめて、使い方がわかった。

わかった華岡青洲がどうしたかというと、やっぱり秘密にしたんです。

華岡青洲が麻酔をやった四十年後くらいにアメリカではエーテル麻酔が、ハーバード大学で公開実験されました。エーテルを吸入させると麻酔がかかる。いきなり公開です。

「明治政府は漢方を弾圧した」

いまでも、そういうことを言う人がいる。私は漢方の立場ですが「それは違う」と断言したい。そんなことを言っているから漢方は進歩しない。漢方はかつて秘密を持って、ウソを言って、人をだましてきたことを告白しなくちゃいけない。ざんげが先だ。敗北を認めないといけない、と言ってるんです。

江戸の中期に、漢方家の中で「これではダメだ」と思った人たちもいました。そういう人たちは解剖をやったんです。『解体新書』に携わった人たちはもとはといえば中心は漢方の医者です。

そうして「漢方の本にはウソが書いてある」と暴露した。自分たちのノウハウが間違っていたことをまず公表した。

蘭方医になったといいますが、実はオランダ医学はそれほど勉強していない。「解剖に関してだけは漢方が間違っていました」ということを、言ってしまった。

それとは別に「漢方の本に書いてあるのは本当ではありません」と告白した人もいます。こういう人たちが「口訣派」といわれているグループです。免許皆伝のときに言われたことを全部、ノウハウを書いた本を出版してバラしてしまった。明らかに他の漢方医の営業妨害です。

幸いなことに、日本の現代の漢方薬というのは、この口訣に基づいている処方が多いんです。それがあったので日本の漢方は救われたんです。

しんぼう感想

おどろきましたね。「西洋医学と漢方」っていったら、なんとなく西洋医学の方が進んでるって、思い込んでました。

漢方に顕微鏡ないし、バイキン知らないんだから消毒しないだろうし、実際に解剖とかしないで、想像上の内臓つくったり、空理空論みたいな理屈で、陰陽五行説とかなんか怪しいし、まじないと変わんないんじゃないの？　くらいな理解です。

大体、時代劇とか見てても、蘭方医が手術とかして、漢方医が治せない病気をバンバン治しちゃって、それをねたんだ漢方医が、いろいろ妨害工作をする。なんてストーリーを何度も見ましたよ。

正義の講道館柔道に闇討ちをかける悪者の柔術家とか、インチキの拳法とかと同じ役回りです、漢方っていうのは。それでもって、薬の材料がヘンだ。(虎のペニスとかミイラとか恐竜の骨とか削ってのませるらしいじゃん)という理解でしたからね。

実は、西洋医学より漢方のほうが治療成績がよかった。非科学的だと思ってた漢方のほうが病気が治るって、どういうことですか。

しかし、よくよく考えたら、私達は西洋医学がどういうふうな歴史をもってるのか?漢方っていうのは、どういう医学なのか?実は何にも知らないですね。

TVや映画の時代劇作ってる人もおそらくぼくらとそんなに違ってないハズです。西洋医学を「イイモン」にして、漢方を「ワルモノ」視してたのって、今思えば文明開化の、なんでも西洋崇拝のクセですね。

ヨーロッパでは「浮世絵」が大人気で、美術シーンが変わっちゃったくらいなのに、日本では浮世絵は低俗な大衆芸術で「ほんとの芸術は泰西名画」って思い込んでたってのと同じです。

僕は、細菌の発見からはじまる近代医学と陰陽道みたいな漢方っていう対決図ではじめようと思ってたんだけど、どうも全然違ったみたいです。おもしろくなってきたなあイキナリ。

丁先生より 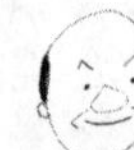 秘伝と特許

特許という概念が生まれる以前、科学技術の一番大事なところは秘密や秘伝にしてそのノウハウを守っていました。「〜流」や「〜派」という名称は、「秘伝がある」という意味にほかなりません。その傾向は東洋においてより強く、いろいろな学術書においても、必ずしも真実を全て書くという習慣がありませんでした。学問の真髄を学びたければ、師の下で勉学に励み、最後にようやく「免許皆伝」を受けることができるという、手のかかる手続きがあったのです。これを現代に置き換えると長期にわたる師と生徒の面接のようなものです。現在の入社試験の面接は五分から三十分で決まってしまいますが、かつては「自分が今まで苦労して得た知識を教えても大丈夫なのか、真髄を教えるにふさわしい人間なのか」を何年にもわたって観察し、よくよく見定めてから秘伝ノウハウを伝授したのです。

特に医療分野では、この傾向が顕著でした。現在残っている古典にある漢方の処方にも本当のことが全ては書かれていない可能性があり、大事なところが抜けていたり、使う薬の量が違っていたり、ひどいものでは書いてある通りに処方すると症状が悪化してしまうものまでありました。そのため師匠について学ばないと本当の処方がわからず、

いっこうに腕が上がらないのです。ですから明治以前に出版された医学書の読み方には、非常に注意を要します。「三代続いた医家でないと信用するな」という格言の裏にも、こうした秘伝の伝授がありました。ついでながら古代の中国では医者は町から町へと「流し」をして旅してました。定着すると治療に失敗した時に殺される危険があったからです。一ヵ所に定住して三代医業が続くとやっと信用されたのです。そして治った患者は、感謝の印に杏の木を植えるのが習わしでした。三代続くと杏の林ができる、これを杏林（きょうりん）といって名医の代名詞となりました。

明治初期、日本では医療制度を西洋医学に一本化することが行われました。西洋医学を修めないと医師免許が与えられないのですが、医師免許をとれば漢方のような伝統医学を勉強したり、患者さんを治療することは自由でした。明治期には富国強兵政策や憲法制定など、その後の日本に大きく影響する様々な制度が決められましたが、それらは現在ではほとんど残っておりません。数多くの明治政府の政策の中で、いまだに一貫して現在まで残っているのが医療制度一元化です。

このすばらしさは、他国の医療制度と比較するとよくわかります。中国や台湾、韓国、インド、パキスタンなど、アジアのほとんどの国では医療免許は二元制になっており、伝統医学を行う医師と西洋医学を行う医師と二通りの医師が存在します。同一の病院内で診療することはありますが、往々にして両者は仲が悪く、協力して治療にあたる状況にはありません。韓国などでは、たとえ一人の医師が両方の医師免許を取得しても、同時に行使できず、診療はどちらかを選択して行うことが義務づけられていました。近年日本では漢方が非常に盛んになってきていますが、漢方を扱う医師や薬剤師は、西洋医学・西洋薬学を修めた有資格者です。これは世界的には非常に珍しく、少なくともアジアでは日本だけにみられる制度です。

明治七年（一八七四）に日本がこの制度をつくった時、日本の医師の九〇％以上が漢方医で、当時蘭方といわれていた西洋医学を修めたとされている医師は全体の一〇％もいませんでした。その一〇％には、師について学んだのではなく本を読んだだけなどほんの少し蘭方をかじったという人も含まれていましたから、当時の最有力の医療は間違いなく漢方だったのです。多数決の原理からすると、最悪でも漢方と蘭方の折衷にしないとおかしかったはずでしたが、明治政府は今考えてみても百年後の日本を見据えて西洋医学を採用しました。これはすごい英断であり、現代でも少ない医師数で非常に効率よく診療が行われ、今の長寿社会を築くことができたのは、この医療制度によるものではないかと思います。ただし、イギリス医学でなく、ドイツ医学を採用したことは、後々日本の進路を考えると、論議があるところだと思います。

では欧米ではどうでしょうか。医療制度上は西洋医学で一本化されているように見えましたが、実際には違いました。一九九三年頃行われた様々な調査で、アメリカやヨーロッパの伝統医療や民間療法にあたる代替医療（オルタナティブメディスン）と呼ばれる非正規の医療が、意外と盛んに行われていることが判明しました。医療費の実に二五%以上（現在では四〇%近く）に相当する額が、代替医療に使われていたのです。現実には医療が二本立てだったということがわかり、これら非正規の医療を医療専門家の目の届くところで行おうという大きな医療改革が起こり始め、代替・相補医療（CAM）や統合医療（インテグレーティブメディスン）、統合ヘルスなどと呼ばれて西洋医学との統合が試みられております。この動きは欧米諸国のみならず、アジアの国々でも西洋医学の医師の方から医療一元化のうねりが出始めています。西洋医学の診断と治療効果の評価によって伝統的医薬を応用しようとする動きがあります。つまり、日本の医療制度を真似ようとしているのですが、制度が一度できあがってしまうと、変えることは難しく、一元化への進展は遅いようです。そういう点からも、明治初期につくられた当時の医療制度は卓越していたといえるのではないでしょうか。

2　漢方で治す風邪

丁先生の診療所では、毎朝、煎じてのむ漢方薬とは別に、風邪の流行る季節になると、「これ持ってきなさい」といって、銀色の袋に、「たこの吸出し」みたいな紫色の印のついた袋を出してくれます。

「ちょっと風邪ひいちゃったかな？ってカンジの時に、この袋の半分のんで下さい。ノドがいがらっぽいな、と思ったときは、すぐのみ込んじゃわないで、ちょっとの間、ノドにとどめておくようにすると、効き目がいい」

なかには、麦こがし色のっていうか、太田胃散みたいな色の粉末が入ってます。これを「半分」ていうんで、いろいろに工夫して、なるべくぴったり半分になるように分けて、のんでみると、なんだか効くんですよ。

薬局で買う風邪薬とくらべて、断然効き目がいい。それで、これをいつも二、三袋持っていて、風邪ひいたみたいだ、とか、ノドがちょっと、とかっていってる人に、だまされたと思ってのめ、といってのますと、みんな、

「効いた、効いた！」

といってビックリします。ほんとによく効くんです。ところが、ぼくは、ここでオヤ？と思ったんですよ。

ぼくは昔、免疫学の権威・多田富雄先生に「免疫学個人授業」というのを受けたことがあります。この時に先生にお聞きした授業がとてもおもしろかった。

風邪をひくというのはどういうことか？っていうのを免疫学的に、体の中でどういう反応がおこっているか、具体的に教えて下さった。

◎最初ノドがいがらっぽい。

これはウイルスが細胞の中で増殖し、インターフェロンが出て、NK（ナチュラル・キラー）細胞が働いている状態。

◎次に熱が出てくる。

これはマクロファージが働いているのです。この熱が出るというのは、その後で免疫担当のT細胞が働くのに非常に重要です。熱が出てT細胞が働き出せば、どんどんウイルスに感染した細胞は殺されます。

◎そしてIgM、IgGという抗体ができる。

これらの過程は、さらに細かくわかっていて、時系列で説明されると、なるほどそういうことになっているのか、と納得しますが、結局、この話は人間の体の中で、そうした物質が次々に作られて、一週間くらいかけて、風邪が治るということで、この途中でもってくしゃみが出たり、鼻水が出たり、体がだるくなったりする。いわゆる風邪薬というのはこういうときにくしゃみを抑えたり、鼻水をとめたり、熱を下げたりするわけだけれども、根本の原因、ウイルス感染そのものを治しているわけじゃない。

つまり、薬で風邪は治らない。風邪は自分の体が治してくれるまで待つしかないんです。と、こういうことだった。おもしろいなァとぼくは思ったんですよ。免疫学って、おもしろいなあ。とその時思った。

それだったら、あの、すごく治る丁先生の薬って何なのだ？　そこのところを、先生に、キリキリ説明していただこう！　と、こういう妙な「挑戦的」みたいな態度で、以下のようにボクは切り出したというワケです。

南　先生、ぼく今日ちょっと風邪ぎみなんです。風邪っていちばん身近な病気なんで、今日は漢方的には風邪ってのをどうとらえているのか、そのへんからお話うかがおうと思うんですが。

丁　風邪は主にウイルスで感染します。風邪の一番ひどいのがインフルエンザです。

普通の風邪のウイルスというのは感染潜伏期間が長いので抗体ができやすい。ところが、インフルエンザは、感染が成立するまでの時間が非常に短いんです。

たとえば朝、満員電車に乗っている時に、だれかがクシャンとやる。インフルエンザのウイルス入りのくしゃみです。このくしゃみでだれが数えたのかは知らないけれども、一回について十万飛沫がとぶ、この飛沫の一部は三十分後でも電車の中に漂っています。

これを吸いこみますね。普通の病原菌というのは体の中に侵入して感染を起こしますが、インフルエンザや風邪のウイルスのいやなところは、咽喉（ノド）の局所に張りついてそこの細胞の中に侵入する。そうして細胞に自分と同じウイルスをつくらせるような偽の命令を出すんです。その細胞のＤＮＡが偽の命令に従ってどんどんウイルスをつくります。

こうしてどんどん自分と同じものをつくらせるまでの時間というのはインフルエンザの場合、やたらに短い。早い場合は五時間、遅い場合でも九時間です。

朝、仕事に行くときは元気はつらつで向かったけれども、満員電車でくしゃみを浴びてしまった。そうなると五時間後ですから、会社がひけて帰ってくるころには、頭が痛くなって熱も出てくる。

なぜ、熱が出るのか？　ここですね。熱が出るっていうのは、自分の体がインフルエンザのウイルスを認識します。するとノドの局所にある免疫の防御細胞がウイルスを攻撃して、いろんな物質を出します。その物質が血液に乗って脳に届くと、発熱反応が起こる。

つまり、ここで一番大事なことは、発熱反応というのはウイルスの感染に対して、人体が闘うために出しているってことです。ウイルスが出しているわけじゃない。

しかし、西洋医学はここを長らく誤認していた。ウイルスの感染で熱が出るんだから熱を下げればウイルス感染の一部は治まったことになるんだという誤認です。

漢方はそうではなくて、発熱反応を見ていると元気な人ほどひどい。年寄りはあんまり発熱反応がない。ここに注目した。昔はウイルスの存在はわかってないから「病邪（びょうじゃ）」とよびましたが、この病邪と体が闘っている、その闘いの度合いをあらわしているのが熱なんだと、だから、それを下げてはいけない。むしろ、発熱反応が起きない人には、もう少し発熱反応を起こしてあげなきゃいけない。それが治療と考えていました。ですから、漢方薬を飲むと、人によってはかえって熱が上がります。お年寄りや体の虚弱な人は、熱が上がると頭が痛かったりしてつらいけれども、そのあとはさっと解熱する。

一方、西洋医学の鎮痛解熱薬、というのは、たとえばアスピリンを風邪のときに飲みますと、風邪の熱は治まる。が、その間ウイルスはどんどん増える。結果として免疫反応を遅らせているわけです。

南　この熱の話は、ぼくが漢方おもしろいなと思ったキッカケですね。たしかに見方がここでガラッと変わる。西洋医学の方では、いまそのへん、どう言ってるんですか？

丁　ここ十年くらいの間に、風邪の熱は治めちゃいけないってことになってきましたね。西洋医学としては最もトピカルな部分です。だから若い先生は風邪で熱が出ても解熱させません。が、私より年齢が上の先生はばんばん使う。注射もして熱を下げます。

もちろん、熱をそのまま放置して三九度、四〇度となると、熱性けいれんが起こる場合がありますから、それは下げなくてはいけない。そうでない場合は、むしろ上がるのを待っているほうがいい。

これは、漢方が今まで何千年もやってきたことで、このとおりやるとうまくいくんです。最近、インフルエンザに漢方の麻黄湯(まおうとう)を使ってみると早く解熱するというのが話題になっていました。

麻黄湯を服用すると一時的に熱が上がるけれども、早く解熱して、罹病期間は明らかに短くなります。なんのことはない。ずっと「漢方は野蛮だ、風邪のときにかえって熱を上げるような薬を出す、ばっかじゃなかろか」と言われてきたんですよ。その人たちがいま、何の反省もなく、「風邪の熱っていうのは、ウイルスに対する体の抵抗だから下げなくていいんです」と言ってるわけです。

南　つまり免疫学の成果ですよね、免疫のしくみがくわしくわかってきたので……。

丁　検証されたわけですね。

南　風邪のときに、西洋医学のお医者さんへ行って薬が出ますね、その薬で治ったとみんな思っているけど、それは症状が治まっただけ、熱が下がって、鼻水が止まって……。

丁　そうそう、咳が出ていれば咳止めが出る。鼻水は抗ヒスタミン剤を出して……それを総合感冒薬という。

南　これも、最近はそのようにちゃんと言うお医者さんも出てきてて、対症療法の薬はある、でもインフルエンザを治す薬はないんだって言いますね。でも先生、漢方には、その免疫力を強くする薬っていうのがあるわけですか？

丁　たくさんある。実際に動物実験でも人でも証明されています。たとえば、風邪に使うので一番有名な漢方薬は葛根湯（かっこんとう）ですね。もちろん、葛根湯が抗体をつくるってんじゃないですよ。

マクロファージという免疫細胞がある。マクロファージは貪食細胞といって、異物を包み込んで食べてしまう免疫細胞です。このマクロファージが、葛根湯を飲むとすぐ、一、二時間で活発になります。これがバカスカ、ウイルスを食べちゃうわけです。初期にこのマクロファージに活躍してもらえば、あっさり治る。

昔、スペイン風邪というのがはやって、ずいぶん多くの人が亡くなった。そのときに漢方薬で手当てをした人は助かったんだけれども、西洋医学的にやった人は、バタバタ死んだんですね。

そういう現象をみていると、治療薬剤として漢方薬は優れているんです。ところがどうしても理論というか、セオリーがはっきりしないので、それが今でも漢方の一番の問題です。

ただ漢方に限らず、医学というのはセオリーは後からついてくる。パスツールやジェンナーの業績も治療法が確立してからずっと後になって、免疫学的に説明されるようになったのです。

南　たしかに、ジェンナーだって、牛の乳しぼり女が、なぜだか天然痘に罹らない。そのなぜかってとこをわかって種痘してたわけじゃない。

丁　そうです。治療がまずある。なぜこれが効くのか、後から何百年とかけて研究する。一番大事なことは、一番効く治療法に目をつけるということです。それからいけばいい。ヨーロッパにも伝統医学はあって、それが発展して西洋医学になったので、古いものがだんだん新しくなる。古いものを理論づけていけば、また新しい学問が生まれるという認識があります。

ところが日本の場合、在来の医学と、西洋から入ってきた医学と、「どっちを君たちは支持するのか？」という話になっちゃった、これが不幸でしたね。

さきほど出てきた「麻黄湯」や「葛根湯」ですが、この中で一番大事な生薬は麻黄です。中国の砂漠に生える植物です。この麻黄が風邪に効く、日本でこの麻黄の研究に最初に手をつけたのは、長井長義という江戸末期生まれの人です。徳島の人で阿波藩の御典医の息子さんで元々は漢方医志望でした。

幼くして漢文が読めた。非常に才能があったので二十五歳でドイツに留学させられました。ドイツで医学を修める予定だったんですが、実際に向こうに行ってみて、長井長義が気づいたのは「医学を修めて患者さんを百人、二百人診てもしょうがない。これからの日本に必要なのは近代薬学だ。製薬産業がないとダメだ」ということでした。それで医学から薬学に転向した。

ドイツに十四年間いて、薬学博士になって日本に帰ってくる。帰国後、最初に研究したのが麻黄です。出身が漢方医ですから麻黄が非常によく効く薬なのを知っている。

この中に効く成分があるに違いない、というのでいろいろ実験をして、エフェドリンという成分を抽出した。しかも彼の優れているところは構造決定までした。明治二十年（一八八七）です。すごい業績です、天才的な研究です。

ところが、当時はもう漢方薬なんて捨て去られちゃってる。その中から物質を抽出したからって、だれも見向きもしなかった。漢方医の出自をもつ長井長義も、麻黄から出てきたんだから、風邪や気管支の病気に効くんじゃないかと、考えればよさそうなものを考えなかったんですね。ただ、抽出して化学物質を見つけて発表しただけで終わってしまった。

それから三十七年たって、アメリカにいる中国系のチェン（陳）という医者が、昔の

Ephedra bases

なんだかわかんない、けど、こっちの方がエラくみえてるよね、

OH H N CH_3 CH_3

本草綱目

明・李時珍

文献を見ていると「麻黄っていう中国では風邪や気管支の病気に使う薬から、日本人がエフェドリンという物質を抽出したと発表している。ちょっとこれ、風邪や気管支の病気に使ってみよう」というんで、使ってみた。

するとこれがドンピシャに効く。用途特許、つまり既存の化合物に発見された新しい属性を利用して開発された新規の用途に与えられる特許はそのドクター・チェンが取ったんです。世界中で麻黄から採ったエフェドリンを使う場合は特許料をドクター・チェンに払った。

ドクター・チェンは九十まで生きて世界中から特許料が入ってくる、悠々自適です。日本には一銭も入らなかった。そういう話があります。

南　長井さん、残念ですねえ。ドイツで学びすぎて、自分の家業だった漢方医の感覚を捨てちゃった。

丁　忘れてしまった、否定するために頑張ってしまった。

南　いかにも当時の日本人ですよね。

丁　おいしいとこ取られちゃって、その後の日本医療を象徴しているみたいです。ドクター・チェンはサンフランシスコにいたのかな、中国系の人で、うまいことやりましたね。

南　不思議ですよねえ、エフェドリンを抽出して、それを構造決定までして、大量に合成できるとこまで証明しといて、特許をとってない、薬にしていないって、どういうことなんだかよくわかんない話ですよ。

ところがですよ、きょう、ニュースでやってました。その抽出したエフェドリンじゃなく、麻黄湯そのものが、インフルエンザに薬効があるらしい。タミフルに匹敵するらしいって注目されている。

先生から言わせたら「何をいまさら」って話ですよね。

麻黄湯、ン千年前から使っていた。スペイン風邪も治した。スペイン風邪ってインフルエンザですよね、あ、インフルエンザってイタリア語だって聞きました。でも、インフルエンザ、名前ができてから出てきたわけじゃない、昔っからあるわけですよね。

それを昔から治していた「麻黄湯」が、いま、インフルエンザの治療薬として「効くらしい」って、そう言ってるわけでしょう?

丁先生より 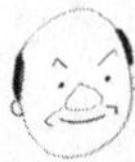

風邪とアレルギーの薬が同じ?

風邪はひと冬に全くひかない人もいれば、俗に万年風邪というように一年を通して風邪をひきっぱなしの人もいます。万年風邪は風邪とアレルギーが混在したような症状を呈している場合を指します。鼻水が出たり、ノドがやられたり、咳が出たりと風邪とアレルギーは症状がよく似ているため、非常に紛らわしいのです。漢方ではなんと同じ処方で対応しています。

風邪の薬とアレルギーの薬が同じとは、医学的におかしいんじゃないかという医師もいますが、かつて漢方では、体の防御力を強化することによって外から空気によって運ばれてくるいろいろな病気を防いでいました。ですから漢方で風邪に使われる薬は、黄砂による症状や花粉症を始め、他のアレルギー症状にもよく効くのです。

ところで、ちょっと風邪をひいたり、軽いアレルギーが現れただけですぐに病院に駆け込む人も多いですが、これはおそらく世界広しといえど日本でのみ見られる現象でしょう。他の国では、それぞれの家庭に伝わる〝おばあちゃんの知恵〟を活用したり、薬局で風邪薬を買って服用するなど、あくまで自己治療の対象で、こじらせた時のみ病院の世話になります。

風邪は体を温めて安静にして休息をとり、卵酒やネギやニンニクを焼いたものや大根をおろして食べるなどの民間療法や、最近流行っている生姜紅茶などでも十分に治ります。ごく軽いうちに対応すれば、心配な病気ではないのです。風邪の患者までが大挙して病院に殺到することにより、日本の国民医療費は膨張し、医療スタッフは疲弊し続けています。これが日本の保険医療制度の崩壊を加速させていると言っても過言ではないでしょう。

また、外国の多くではインフルエンザのワクチン接種は病院では行わず、薬局で薬剤師が接種します。考えてみればインフルエンザの患者さんも来る病院で健康な人が予防接種を受けること自体、非常にナンセンスです。日本では医師会の影響力が強く、薬局でワクチン接種をすることは禁止されていますが、本来は真っ先に改善されるべきことの一つだと、私は思います。

日本の薬学の祖である長井長義が風邪によく使われる麻黄湯の構成生薬である麻黄からエフェドリンを発見したのですが、長井長義は最後まで風邪や喘息(ぜんそく)に使うという応用法を思いつきませんでした。これは、伝統という「科学の根」を無視してしまうと、そこに本来実るべきとてつもなく素晴らしい「科学の実」をみすみす逃してしまうことになるという、いい事例と言えます。科学技術の根本には、伝統に裏打ちされた経験から出発することが非常に効率的です。

近年の医学ではＥＢＭ（Evidence-Based Medicine：科学的根拠のある医療）の重要性が強く叫ばれていますが、ＥＢＭの前には必ずＴＢＭ（Traditional BM）という伝統に根ざした医学があり、それをふまえてこそ科学的な根拠を検証する意味があります。また、臨床現場では患者さん一人ひとりの人生の物語に則したＮＢＭ（Narrative BM）があり、さらに治療する人の勘や芸術的技量を指すＡＢＭ（Art BM）があり、それらが連続し統合されて医療全体を形作っているのではないかと思います。

3　東と西の薬談義

南　僕はいま丁先生の患者なわけで、それも好きこのんで患者になってるわけですから、先生の出してくださる薬にも、先生の診断にも全幅の信頼をおいているわけです。でも、いまこの本を読んでいる人は、かならずしも「漢方」を信用していないかもしれないし、ぜんぜん鼻で笑ってるかもしれないわけで、話を見えやすくするためには、あんまり漢方べったりではうまくない。

それで、まァ、前回までは漢方薬なんて、ネズミやカエルや、虎のペニスや、そこらへんに生えてる草とか煎じて、薬だっていってるけど、ほんとに効くのか？　西洋の薬は化学記号もあるし理屈がついてて、いかにもちゃんとしてる感じだけど、漢方薬っていったらいっつも枯草こまかくすりつぶしたみたいなの、やかんで煮出して……、ホントに大丈夫なんですか？

みたいな、失礼な口をきいてたわけです。ところが、最近はもう一般世間的にも、そんなにプリミティブなイチャモンつけてる人は、少ないんで、ＴＶのニュースでも、インフルエンザに麻黄湯が「本気で効くらしい」ってのが話題になってたりする、ってとこまできてる。

前回麻黄湯に入ってる麻黄の成分であるエフェドリンの話も出ました。まァ、漢方の陣営の三下としてはですね「バカヤロ西洋西洋ってエラソウにすんなよ」みたいな気持ちで、センセエ、もっといってやって下さいよ、って、そういう気持ちになってるわけですよ。

「漢方薬っていったら虎のペニス」ばっかりいうのは、はじめての海外旅行で香港に行った時、日本語の上手なインチキ臭い白衣着たおじさんに「虎のペニス」を売りつけられそうになったってのが、トラウマになってるんですけどね（笑）。

Ｔ　ははあ、では薬の話でいきますか。薬ってものの定義、これが国によっても、地域によっても、民族によっても、時代によっても違います。で、アジアというのは、薬を非常におおらかに考えてます。食べ物と薬の境界も定かでないし、空気だって薬にもなるし毒にもなる、水もそうだと。

熱だって薬になる、ってのは前回話しましたね。病気といったって、かたちのある病気もあれば、かたちのない病気もある。恋の病、心の病、アジアでは病気と薬はアモルファスっていうか、つかみどころのない、そういう広がりを持ってるものだ、という考えです。

ところが、西洋では「薬」といったら「物質」です。モノです。マテリアルです。手で扱えるものが薬。毒と薬というのが常に組になっていて、薬というのは副作用があってあたりまえ、むしろ副作用がない薬というのは考えづらい。

南　最初っからですか？　そういう……。

丁　最初っから。薬というのは危険なものだから薬を扱うのは専門の人が必要なわけ。昔から西洋では医薬分業です。薬は毒物を扱うからそれなりの人が扱う。医者に毒を盛られちゃまずいってんで、処方箋を書かせて、薬剤師のところへ持っていかせる。ダブルチェックになってるわけです。ヨーロッパではローマ時代から医者は主に奴隷の仕事でした。なぜなら感染症の患者は危ない。自分も感染（うつ）って死ぬかもしれないというよごれ仕事。ですから奴隷の仕事。中世ヨーロッパも同じ。中世では主にユダヤ人の仕事。医者と金貸しだけはゲットーから自由に出入りできた。優秀なユダヤ人は医者になりたがった。しかし彼等はいつも差別されていたので彼等から一般（自由）市民は直接薬をもらいたくない。そこで処方箋だけ書いて、仲間の薬剤師（市民）にチェックしてもらい、調剤してもらう。これが医薬分業のもとです。

だけど、アジアでは薬を扱う人が治療する人です。薬師（くすし）といいますね、映画の『赤ひげ』の舞台、小石川養生所というのは元々薬草園で、その中に掘っ立て小屋があって、そこに行き倒れの人を収容して、その薬草園で採れたもので薬を調合する。栽培する人

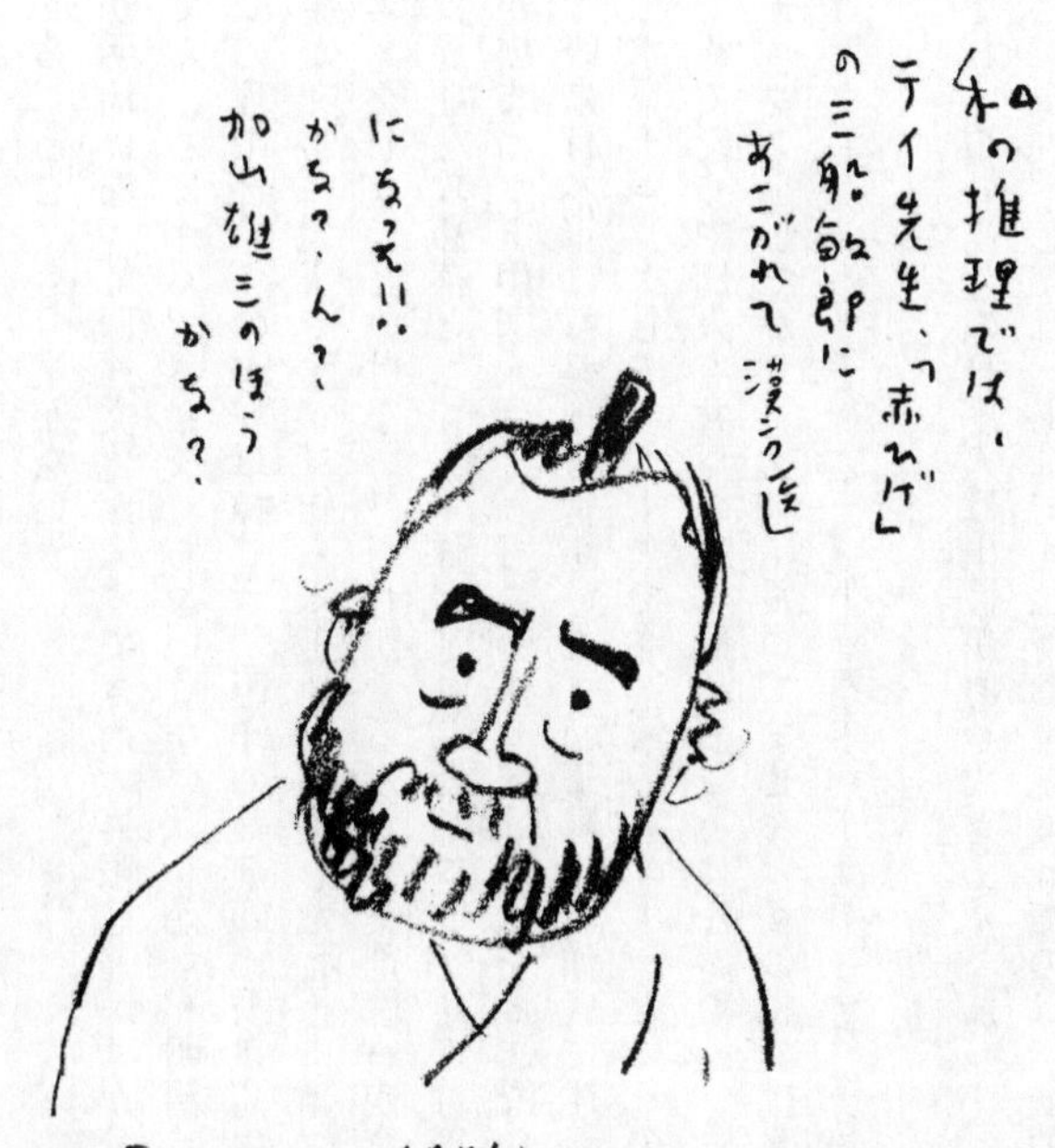
私の推理では、
テイ先生、「赤ひげ」
の三船敏郎に
あこがれて漢方医
になった!!
かな?、ん?、
加山雄三のほう
かな?

映画「赤ひげ」の三船敏郎

も採集する人も調合する人も、診断して投薬する人も、治療する人も一連の流れの中の一つですから、どこにも分業がない。

ところが明治になって西洋文化が入ってきた。外国じゃ医薬が分業だ、医者と薬剤師は分かれてる、とにかくマネしなくちゃいけない。しかも、明治時代に医薬分業を進めたもう一つの理由というのが、軍隊です。西洋の薬剤師は公衆衛生に強い。軍陣医学では公衆衛生が非常に大事です。見知らぬ土地に進攻したときには、そこの水を飲んでもいいかチェックしないといけない。だれがやるか？ 薬剤医官が全部します。

たとえば旅順を攻め落として、軍隊が進駐した。ロシア軍が井戸に毒をまいて撤退したって噂が広まった。中国人はだれもこわがって井戸水を飲まない。

そのとき既に日本軍にも薬剤医官がいます。軍隊、西洋式ですからね。薬剤医官が責任をもって水質チェックして「大丈夫です、飲めます！」というので、井戸の水が飲めた。それでめでたく中国人も井戸の水、飲めることになった。

どんなチェックをしたか？ 文献に残ってません。私の説では薬剤医官が飲んでみたんですね、大丈夫だった。で、「この水は大丈夫」（笑）。これは私の説です、テイ説です（笑）。

南　まァ、それくらい当時の日本人は根性があった。

あはは、根性。しかし、あれですね、お毒見役ってのは伝統的にあったわけだし。

T　まァ、余談でしたが、ヨーロッパでは薬はマテリアルだと、いうことですね。動物や鉱物も一部使ってますけれども、西洋でも薬はほとんど植物で、その植物の中から、有効成分エッセンスをなんとか抽き出そう、とする。最初は水で抽出してる、それからアルコール抽出という方法が出てくる。「何とかチンキ」というのはアルコール抽出のことです。アルコールに溶解したという意味。アルコールはあとで蒸発させられるので濃縮できます。

バケツ一杯の生薬が一粒にできる。毒性も上がるけれども効き目も上がる。そういうことをやりだした。有効成分を純粋化する、精製できれば、今度は注射もできて、さらにダイレクトに効く、というふうに物質的に進歩した。これが西洋の薬学の進歩です。

しかし、東洋では薬はアモルファスで曖昧なものでいい。で、毒性がないほうがもっといい。といっても毒がなければ弱いし、天然物をそのまま使うと不安定です。ここで「ブレンドするといい」ということに気づきます。

ブレンド技術を発見したのは、中国の伝説によると、伊尹という人、食事療法に通じた食医で、出汁をつくるのと同じ技術でブレンドしたのです。出汁っていうのも材料一種類だけじゃなく二種類、三種類とふやしていくと、深みがでておいしくなる。ブレンドすると薬効が安定するばかりでなく副作用も打ち消し合って、場合によっては薬効が高まることもあるし、飲みやすくもなる。

これは東洋の特許のようなもんです。特許料は取っていませんけどね。このブレンドのときは風邪に効く、このブレンドのときは腹痛に効くというようにして、ブレンドにいろんな種類ができてきます。

南　ヨーロッパの価値観として、抽象とか純粋さとかってものを尊ぶところがありますね。数学とか論理学とか、中国じゃ黒猫でも白猫でも鼠を獲る猫がいい猫だ！

丁　西洋の薬はマテリアルだといいました。もうひとつ、薬をマテリアルとして、とりくんだからには、誰にでも同じように効くべきだという考え方があります。百人が百人といわないまでも、九十人くらいには同じ作用がなかったら薬とはいえない。

東洋ではそうじゃない。十人に同じようなブレンドを投与して、そのうち一人か二人でいいじゃないか、あとの八人九人に作用がなくたって、一人の人に効くんだったら、その効く一人の人を見分けてあげよう。これが技術でしょう、薬だけ一生懸命研ぎ澄ましたってしょうがない、薬は古い昔のままでいい、研ぎ澄ますべきは「見分ける技術」だ。つまり、ソフトウエアのほうでカバーしよう――。

西洋医学はハードウエアを進化させよう。そうすれば、ソフトが弱くても、だれにでも効くんだから大丈夫。すごく考え方が違う。

同じ薬という言葉を使っていても、実は指している意味が東洋と西洋では全然違っています。

南　もともとは、薬草みたいなものに始まっているけれども、東西でずいぶん違うことになってしまった。でも、漢方由来の西洋薬っていうのもあるってお話でしたよね。

丁　漢方薬を西洋薬学的に分析して出てきた薬というのはあります。この間も話題になったエフェドリンはその代表です。でも概して漢方薬の原料のほとんどは、食品にも使えるものですから、漢方薬から取り出した成分でものすごく強いというものはありません。一つの生薬から最低一つぐらいは有効物質が既にとられていますが、みんな弱いです。

　さらに漢方薬は病気の体との相互反応によって薬効が決まる場合があります。たとえば大黄（だいおう）という漢方薬には「アントラキノン誘導体」というのがありまして、これを飲むと腸の動きが活発になって、便秘の人は便が出る。じゃあ、細菌性の下痢の人はどうなるのかというと下痢が止まる。どんな場合もちょうど良くなる。いいじゃないか！　と思うけれども、西洋薬学的には困っちゃうんですよ。

　万人に同じように効かなくては困るっていうことですね。「大黄は下剤であると同時に止瀉剤（ししゃ）だ」なんていうと、西洋薬学だけやってる人は、頭パニックになって理解できない。

　最近は本来の機能に調節してくれる薬があるというのがだんだんわかってきた。

　そういうのを「アダプトゲン」といいます。免疫力調整物質と呼ばれるものです。つまり、免疫力が低下しているときはそれを高める、免疫力が亢進しているときは下げてあげる薬です。

有名な高麗人参(こうらいにんじん)や柴胡(さいこ)はそういう、ちょうどいいとこにもっていく作用のある薬です。

南　結局、免疫ってもんがわかってなかったってことですよね、いま難病っていわれてるのはたいがい免疫とかかわってる病気だし、それがそうとわかったのさえ最近のことで……。

T　まだわかっていないこともいっぱいあります。なぜわかりづらいかというと、神経、免疫、内分泌というのはシステムですから、西洋医学はシステムを制御することは苦手で、ピンポイントでメカニズムを説明するのは得意です。線形で直線になる反応の解析は得意だけれども、システムになるとブラックボックスの部分が出てくるから解析しづらい。

一方、漢方は人間の体全体をブラックボックスと最初から考えているので、入りと出だけ、ちゃんとしてればいい。ケインズ経済学みたいなもんだ。西洋医学はマルクス経済学ですから。

南　先生、そのたとえはダメですよ。ぼくに、ケインズだのマルクスだのいったら、かえってせっかくわかった分までわかんなくなる(笑)。

漢方薬はどんなふうに開発されたか

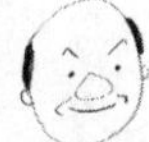

丁先生より

今回は漢方薬がどのようにして開発されたかというお話です。

漢方では、薬は一つの定義では収まらないものと考えられ、大まかに上品、中品、下品の三種類に分類されます。

「上品」と書いてジョウホンと読むのですが、上中下の三つのレベルがあると考えます。この分類が漢方薬の開発理論の基礎であります。

西洋医学における薬の分類は、心臓に効く薬、胃腸に効く薬、血圧を下げる薬など、薬理作用によって分類されます。つまり、作用別分類です。

一方の漢方では薬理作用は二の次。分類するときに一番大事になるのが「副作用があるかないか」です。病気を治す力が強い薬には副作用が伴いがち。これらの副作用のある薬は、漢方では薬としてはレベルが一番低いとみなされ、下品に分類されます。

では一番良い薬「上品」とはなんでしょうか。それはもちろん、副作用がない薬です。

たとえ作用が弱くても、長期間飲んでいても副作用が起こらない。そこに薬をどう見るかという東洋の哲学が如実に表れているのです。

驚くべきことには、上品にはときに薬理作用がないものもあります。しかし、下品の副作用を中和させる作用があれば、立派な上品です。西洋医学と漢方では医薬品に対する考え方が全く違うため、西洋医学的な考え方で上品をいくら細かく分析しても漢方薬の良さは浮かんでこないのです。

ちなみに中品は適量を短期間飲む分には問題がありませんが、服用が長期間にわたったり、一度に大量に服用したりすると副作用が現れる場合がある薬を指します。

つまり、「上品は命を養う」、「中品は新陳代謝を高める」、「下品は病気を治す」。西洋医学的な手段で薬理作用が証明できるのはせいぜい中品、下品で、上品には目を見張るような作用が見つからないことが少なくありません。

西洋医学のほとんどは、下品に分類されます。つまり治療効果のみを追求した西洋薬には、明らかに漢方の下品しかないのです。漢方薬の特徴は、中品、上品にあるのだといえるでしょう。

次に、漢方薬は必ず薬をブレンドするということについてお話しいたします。漢方では生薬を「君臣佐使(くんしんさし)」という理論に則ってブレンドします。「君」は君子の君、「臣」は大臣の臣で、今でいう中間管理職のようなものです。「佐使」は召使いにあたります。

ところが最近漢方を勉強しだした人は往々にしてここが理解できない。君薬は処方の中でいちばんえらいのだから強い薬のはずだといい出すのです。佐使は弱い薬だと思ってしまう。しかしそれでは漢方薬の本当の特性が理解できないのです。

漢方では病気は体のシステムの乱れと考えます。この乱れを整えて病気と闘う体をつくるために、「君臣佐使」というチームを組んで立ち向かうのです。往々にして、君薬には上品、臣薬には中品、佐使薬には下品が使われます。場合によっては変わることもありますが、漢方薬は基本的には最低三種類の生薬をブレンドしてできあがります。

漢方では、ほとんどの病気に一剤つまり一つの処方で対応できます。典型的なのは、お年寄りに処方される薬です。高齢になるといろいろな症状が出てきます。血圧が高い、気力がない、物忘れがひどい、手足が冷える、集中力がない、食欲がない、頻尿で時にお小水を漏らしてしまう、便秘がある、手足が痺れる、腰が痛い……など、これらの様々な症状に、漢方薬ならば「八味地黄丸（はちみじおうがん）」という一つの処方で対応できるのです。これが西洋医学になると多愁訴になればなるほど、症状の数だけ薬が増え、十種類も、二十種類も薬を飲むことになってしまいます。

このようにその人が訴えている症状をトータルして分析し、虚弱な高齢者にも一剤で対応できるように君臣佐使が入った薬を選んであげるのが、漢方を知る臨床家の腕の見せどころなのです。

漢方処方のもう一つの特徴は、漢方薬は効果が弱いということにあります。漢方薬は病気と闘う体の抗病力を引き出すための処方であり、病気を真正面からやっつけるという戦略ではありません。そのため、君臣佐使で構成されている薬には必ずそれぞれに応じた使い方があります。薬そのものは物質であるハードウエアですが、その物質を使いこなすのはソフトウエアです。ソフトウエアは薬を選ぶところから始まりますが、それと同時にその人の日常的な生活指導も合わせることで、てこの原理のように、より大きな力を発揮することができるのです。

忙しい現代において、本当の意味で漢方治療を受けることは、実は大変なことです。西洋薬を飲めば、養生をしなくてもとりあえず症状は治ります。実にイージーなため現代人としては西洋薬に頼りやすくなりますが、これはあくまで対症療法。根本からは、治っていません。健康を見つめ直すときには、漢方的な処方とそれの使い方に目を向けることが大切なのです。

しんぼう感想

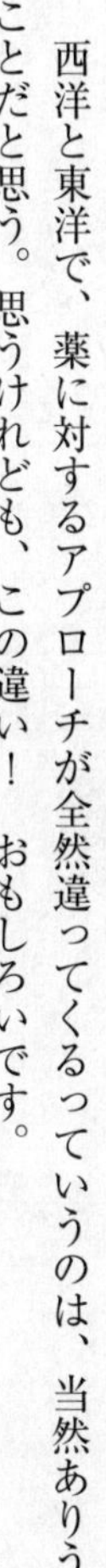

西洋と東洋で、薬に対するアプローチが全然違ってくるっていうのは、当然ありうることだと思う。思うけれども、この違い！ おもしろいです。

そして、医学ということでは、もう一つヒネリが入ってるんですよ。というのもボクらの考える医学って（ほんとはほとんど何も知らないんですけど）西洋医学が基本だと思っている。

これがひっくりかえるおもしろさです。

例えば「よく効くクスリ」は「いいクスリ」っていうのは、現代日本人的には、スンナリ理解できます。

ところが漢方ではこういう薬は「下品（げほん）」だっていうんです。読み方は違うけど、つまり「下品（げひん）な薬」でしょ。おもしろいなァ。

「効きすぎる薬？ やだねえ！ 下品だねえ！」

って、サイコーじゃないですか。

空気も食い物も、水もお湯もクスリのうち。って、この考え方は、とりあえず日本人六十七年やってるボクとしては、わからなくない考え方です。

十九世紀ヨーロッパで江戸時代の日本で作られた版画、つまり浮世絵が、若手の画家たちにセンセーションをまき起こした。アカデミズムの絵画論に退屈し不満を持っていた、意欲的な画家たちが、これに触発されて、新しい画法の冒険を始めます。

同じことが日本では、それに先駆けて、北斎や国芳や、平賀源内や高橋由一といった画家達におこっています。日本の絵とまるで違う絵の描き方に、びっくり、ものすごく興味を持っている。

西洋医学と漢方医学の、まるで真反対みたいに対をなしている考え方の違いというのは、この絵画史の激動期に通じる「おもしろさ」がありますね。

物事には表も裏もあるなら、上下も左右もあるんですから、その見方のアングルで、まるで違って当たり前なんですが、大概はどこか一方から見て、わかった気になっているんですね。だから、違う一面を見せられると、「あッ」と驚く。「あッ」と驚いて、おもしろがります。

4　がんが治ると日本が破産⁉

このところ、ちょっと体調よくないです。むやみに足が冷えて、朝方ベッドで足がつる。激痛を我慢しているうちに、スーッと意識がうすれてきて、つまり失神をしてしまう上に、失禁までしてしまった。

こういう、みっともないことになったのは前夜に深酒をしたからしいんだけど、その後、お酒を控えていても足の冷えの方は一向に変わらない。寝るときには、膝までの長いくつ下をはいて、さまざまなマッサージをして、やっと寝るんだけど、スキあらば足のほうはつろうとしてます。

そんなことでストレスがたまっていたのに違いない。漠然と不調が続くうち、先日はわけもなく、いきなり息苦しい。動悸が激しくなった。理由がわかりません。

思わず先生のケータイに電話してしまった。先生の声は、聞くだけで気分が落ち着きます。動悸のことを訴えると、即座に「あー、花粉ですね。いま飛んでるんです。複数の人からそういう相談を受けました。戸をしっかりしめて、室内でもマスクをしていてください」と仰る。電話を切って、さっそくマスクをしながら、しばらくじっとしていて、「アッ」と気がついた。

「先生は、ぼくが過呼吸になっているのをマスクさせることで落ち着かせてくれたんだな」

気がつくともう動悸はおさまっている。ほんとに先生は名医だなあ。どうも私はいま、自律神経失調症の状態らしいんです。自分じゃ、わりあい図太い方だと思っていたけど、どうもこと「病気」に関すると、私は極端に暗示に弱いし、むちゃくちゃコワガリだ。

以前、上海に旅行したときのこと、ちょうど上海市で劇症肝炎というのが大流行をしていた。「絶対、町で買い食いをしないように」とガイドに注意をうけていたのだが、ホテルに戻って、急にそれを思いだした。さんざん買い食いをした後です。

注意事項のプリントをあわてて読んでみると、コワイことがたくさん書いてある。しかも、「劇症肝炎の徴候は、ちょうど風邪のひきはじめに似ています」とある。そうこうするうちに、なんだか熱っぽくなって冷や汗が出てきた。

ベッドに座っていると目の前がサーッと暗くなってくる。オレ、劇症肝炎で死ぬのかな？　と思ったわけです。もうダメかと思ったんですが、実際はそのとき風邪にさえかかっていなかった。

そんな風だから、以前、「十中八九、肺がん」とお医者さんに言われたときは、夜もおちおち眠れない。本読んだりして一生けんめい時間をつぶしてたんですが、そのとき、体得したのが「深呼吸」です。深呼吸って深く吸うのだと思ってしまうんですが、コツは「むやみに吐く」。吐けるだけ吐くという呼吸法。

この変則呼吸をしていると、すっかり気分が落ち着くんですね。今回これをまったく忘れてました。大きく息を吐く、これだけでビクビクしてた気持ちが、すっと消えてしまいます。

それにしても、自律神経失調症って、ずいぶんカンタンになってしまうんですね。本当は今回は、この「自律神経失調症」を、漢方じゃ、どうやって治すのか、先生にお聞きしようと思ってたんですが、そのお話はまだうかがってない。今回はだから、あのころのがん患者気分を思い出しながら、先生にお聞きしたがん関係の、お話をまとめてみましょう。

Ｔ　がんの発生と経過、予後には免疫現象が関係しているんじゃないか？　これは昔からいろいろな人が言っていました。というのは、時にがんに自然治癒ということがあるからです。腫瘍の細胞を調べたら明らかにがん細胞だった。普通ならがん細胞がどんどん大きくなって、その人は死ぬはずなのに時として途中からがんが小さくなって消えてしまうことがある。これは免疫現象があるからに違いない。免疫を強化すれば、インフルエンザのウイルスをやっつけるのと同じメカニズムで退治することが可能なんじゃないか？

ところが、日本のがん研究ではそういう考え方が主流になれなかった。日本では抗がん剤、いまは化学療法と言い方を変えていますが、実際には毒性の強い抗がん剤を中心に使っています。その抗がん剤の元になったのは、第一次世界大戦でドイツ軍が使った「イペリット」という毒ガスです。

がんというのは細胞の異常で、もっと調べてみるとDNAがおかしくなっている。遺伝情報がおかしくなっているんだから「免疫では治らない」っていうのが、日本の大学やがんの専門研究機関の判断で、これが大勢になった。

一方では特異的にがん細胞の膜などを認識して殺すような抗体をつくったり、免疫担当細胞を活性化するような方法を考案すれば、副作用も少なくもうちょっとよく効くんじゃないか？　そういう人たちも当時少数いました。

ところが、日本では、抗がん剤を研究する陣営には、製薬メーカーから研究費が潤沢に供与されました。一方、免疫をやる人たちには全然来ない。こうして、勝負がついてしまったのです。これが一九八〇年くらいかな。そしてがんと免疫を研究していたかなりの人がアメリカに行ってしまった。

アメリカでも最初は抗がん剤が主流でしたが、たしかに免疫にも可能性がある。たと

私の深呼吸法

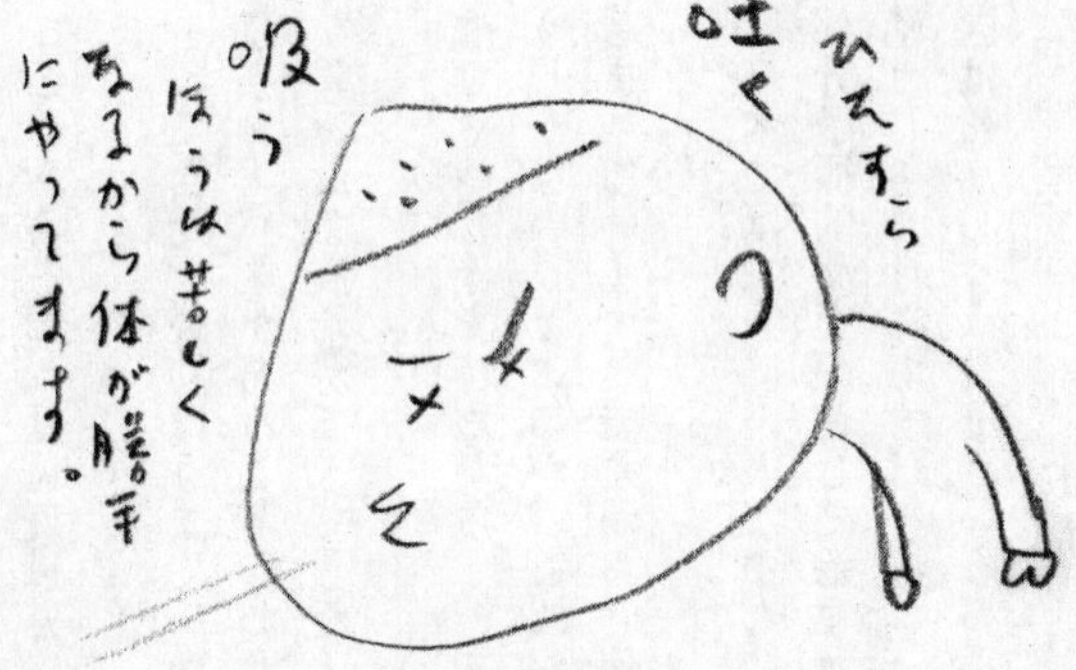

ひたすら
吐く
吸う
ほうは苦しく
なるから体が勝手
にやってます。

えば子供のがんでお腹の半分ががんっていう神経芽細胞腫というのがあるんですが、これが何もしなくとも数ヵ月ぐらいで治ることがある。これは免疫以外に説明がつかないんです。

で、研究がだんだん免疫のほうにシフトしてきた。最初はうまくいかないんですが、がん細胞の表面に微量の、普通の細胞と違うタンパクがあることがわかった。そのタンパクを目標に抗体をつくる、というようないろんな技術ができてきた。今、アメリカではがん治療の主流は、分子標的薬です。

しかし、日本はほとんど抗がん剤一本槍でやってきましたから、いま日本で分子標的薬を使うとなると、主にアメリカ製を使うしかない。ところが、これがものすごく高い。特許はほとんどアメリカに押さえられてしまっています。ですから、使った費用はほとんどアメリカに行ってしまう。

これはどういうことかというと、いま、日本では二人に一人ががんになり、三人に一人はがんで死にます。日本人のがんを全部分子標的薬を駆使して治すと「医療費が天井知らずに増加して、しまいには日本は破産」しちゃうんです。

がん患者は生かされるけれども、日本国は死んじゃう。そういう事態になってます。日本は西洋医学をとり入れるというときに、二者択一的に、伝統医学を軽視してしまった。気前よく捨ててしまう江戸っ子的精神構造が、がんの治療薬開発をまずい領域にもっていってしまったなという感じです。

実は私は若いとき、一九七二年くらいから、四、五年、有名ながんの研究所で研修していて、免疫グループが辞めさせられていくのをちょうど見ていました。いわば歴史の生き証人です。

私は「今後は絶対がん治療のポイントは免疫だ。抗がん剤という不幸な薬を使わなくとも治る道をさがすべきだ」と思っていた。漢方の考え方からしても、抗がん剤は明らかに毒です。抗がん剤に代わるものを見つけなければいけないと考えていました。ですから免疫グループに属していましたが、周りの有能な先生が、みんなクビになって駆逐されました。

日本でがんの免疫で世界的な研究業績を残していた人たちは、ポジションがなくなって、開業医に戻ってしまう人もいれば、アメリカに行ってしまう人もいる。そういうのをつぶさに見てきたのです。

分子標的薬は、たとえば「イレッサ」、一錠が六七一二・七円です。一日の入院費よりこの一錠のほうが高い。一日一錠のんで一ヵ月でいくらになりますか？　そして、イレッサが有効な患者はずっと服用し続けることになります。このお金はアメリカに行く。日本から保険料で払って……イレッサは、それでもまだ安いほうで、もっと高いのがいくらもあります。スーテントっていうのは一錠一二・五ミリグラムが七四八二・四円。

南　えっ!!　一錠で?

丁　注射だとベルケイドというのが一アンプル一六万九六四六円、ハーセプチンというのは女性によく使う分子標的薬ですが、一アンプル六〇ミリグラムで二万四五六七円です。白血病に使うマイロタークは一アンプル二四万七九八四円。とんでもない額でしょう。

ちょっとした治療薬開発に関する考え方の違いで、そういうことが起こってしまう。今は人の移動は自由ですから、研究者もみんな条件のいいところへ行ってしまいます。これは医学界だけじゃありません、例えばIT分野でもそうです。SONYは調子がよくない、調子がよくないとき企業がなにをするかというとリストラです。どんどんベテランの経験豊かな人たちを辞めさせちゃう。

そういう人たちにも生活がありますからね、韓国や中国、台湾に流れる。韓国や中国、台湾が日本の技術をパクってるっていいますが、パクったんじゃない。日本の技術者を救済しているだけですよ。

そうして今の日本ほどアジアのいろいろな国に、技術的に貢献しているところはない（笑）。

日本ががんの治療費で破産する。これはほんとに大変なことなんですよ。何とかしないといけないです。人間ですから生きたいと思いますよね、病気になったら何とか助かりたい。助かりたかったら日本の国のことなんて考えない。治りたいんだから。高くてもいい薬使ってくれ、と歯止めがなくなります。

今、新しい分子標的薬を厚生労働省はなるべく認可したくない。引き延ばす。すると、いろんな患者団体からクレームが来ます。そのとき「これは高くてダメなんです」と言えばいいのに、本音が言えない。言ったら自分たちの先輩のやった施策が間違いだったとなるからです。

南　うーん。先生‼　すごくまずいじゃないですか。なんか解決策ないんですか？

丁　もちろんあります。日本の国内で経済的にも回っていくような治療法というのがいくつかある。そういうものを促進してあげればいい。たとえば「細胞免疫法」というのがあります。免疫反応を担う自己の末梢リンパ球や樹状細胞を体外で培養して増やし、再び本人にもどす治療のことです。これが日本では非常に評判が悪い。一部金もうけでやっている人がいるので、評判悪くしてしまっているんですが、日本がまた、モタモタしてる間に韓国では政府が認可して、もうスタートしてます。

日本人はまだ韓国に行って治療するところまでいってませんが、在日韓国人はがんになると韓国で治療しています。いま日本人が韓国に行って手術するのは、美容整形ですね。

日本でも「医療ツーリズム」といって、中国から富裕層の患者さんを呼ぼうかと言ってますが、それ、すでに成功してるのが韓国です。中国人が韓国に行って、どんどん美容整形している。一大医療産業です。

韓国で美容整形やってる医者の、三分の一は日本で勉強した人、三分の一がアメリカで勉強した人です。中国から韓国に整形手術しにくる。問題は帰国のときにパスポートの顔と全然違ってしまうことらしい（笑）。

南　先生、いろんなことご存じですねェ。しかし、大変じゃないですか、ほんとうに!!　たしかに、ワレワレ、病気のときに、国のこととか、全然考えてなかったですね。医療にお金がかかってるって、たしかになんとなくそんな話は聞こえてきてたけど、破産！……てそれは考えてなかったなあ。

日本の破産をくいとめる方策

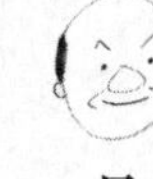

丁先生より

今の世の中、専門家でない人から見るとおかしな話というのがいろいろあります。そのひとつに医療があります。例えば、素人が考えると、医学が発展すれば病気は減るに違いないと思うでしょう。

しかし、実際は違います。日進月歩で医学が発展し、医療システムが向上し、医師も増えて、病院は充実している、無医村はなくなる……。なのに、病人はどんどん増えているのです。この矛盾はどこからくるのでしょうか。また、医療費も高騰しています。どこかに問題があるはずです。これがＩＴ産業だったらパソコンが発達すれば性能は上がって価格は下がる。自動車だったら故障しなくて安全になる、事故は減る。でも医療は逆です。

その最たるものが、がん治療です。家族のうち、誰か一人でもがんにかかってしまうと、その家族は経済的に崩壊してしまう世の中です。抗がん剤を始め、がん治療は非常にお金がかかります。

がん患者を対象にした何年か前のある調査によると、がん治療にかかる医療費（自己負担金）の年間平均費用は一一五万円だそうで、生活費のほとんどが抗がん剤で消えてしまうという人も少なくありません。もはや、がん治療は個人レベルではまかなえないような金額になっているのです。金の切れ目が命の切れ目という、非常に世知辛い世の中です。

現在がん患者は増える一方で、十年前に比べて三十万人も増えて年間八十万人以上ががんを発症しています。医療がこのままの方向で発展すると、近い将来医療費の高騰により日本の国そのものが崩壊しかねません。

現在の日本の医療を企業に例えると、とっくに破産しています。日本の国民皆保険制度は非常に充実していますが、充実しすぎたが故に破産に陥ってしまったのです。現在の日本の医療は、すでにギリシャの経済状態なのです。いま、国民の一人ひとりがその状況について、真剣に考えなくてはならない段階にあります。ギリシャを笑えません。

では、私たちはどうすればよいでしょうか。ひとつには、がん治療だけでなく、「いかにすればがんにかからないか」という研究をすすめることが大切です。

現在、がん予防について、解明されてきたことがいろいろあります。病気になってから医者にかかるのではなく、病気になる前に自己責任でがんにならないよう生活改善を心がけることが大切なのです。そのためには、しっかりとした根拠になるような研究が必要です。

もう一つは、すでに立ちゆかなくなりかかっている国民皆保険制度の見直しです。これからは「病気になってから慌てて病院にかかった人」より、「自分で健康に注意して、病気にならないように自己投資した人」が報われるようなシステムを構築しなければなりません。

がんの早期発見には定期的ながん検診が重要であり、早期治療をすれば莫大な医療費もかかりません。しかし実際の受診率は三〇%にも満たず、がんが大きくなってから慌てて治療を始める人がいかに多いのかがうかがえる結果です。がんの大きな原因となる喫煙率もなかなか減少しません。

一人の個人の不注意が全体を破綻に向かわせる要因になっているのです。この現状を、国民の一人ひとりが真剣に考える時期がきていると思います。

5　丁先生の雑談力

先生の診療日が楽しみなのは、雑談でした。はじめのうちこそ、自分のからだのこと、いろいろ質問事項をメモしていったり、健康診断のカルテや血液検査のレシートみたいなものまで用意していったりしたんですが、先生がざっと目を通すと、テキパキ質問事項は片づいちゃう。

こちらの不安も、たいがい思いすごしで、先生が次々におもしろい話題を振られるのを聞いてゲラゲラ笑ったりしているうち、すこぶる気分がよくなってました。

雑談はその時々で脱線するジャンプするワープするで、はじめに話していたところからは思ってもみないような場所に出ていたりなんですが、たいがい根本的には「漢方」や「医療」につながっているんです。

そうして、その「漢方」的なアングルから見ることで、なんとなく自分が持たされていた常識がひっくりかえされていく。そのことのおもしろさを、いつも感じていて、この連載をはじめてみようと思ったのも、その時のカンジを「分配したい」という気持ちからでした。

今回はそんなことで、その雑談のフンイキを再現してみましょう。

丁　私の友人の医師の話ですけどネ。診察に八十歳以上の老人が来て、長々とつべこべ言うんで、「この年まで健康で来て、何をこれ以上不満があるんだ」と怒った。「不満なんかないじゃないか、八十も超えて元気で生きてきて、病院にも一人で誰の助けも借りずに来て、あっちが痛いの、こっちがかゆいの、へちまだのって、その了見が気にくわない。老化現象と病気とはちがう」と。

南　あはは、でも、だってやでしょうよ、あっちは痛い、こっちはかゆいんでしょ。ぼくらだってもう六十七ですよ、八十なんてすぐですよ。ぼくは、つべこべ言う老人の味方ですね。てゆうか、つべこべ言わしてくださいよ。

丁　漢方では「中庸」という、年相応の健康というのがある。それに従って年をとると、体力は落ちていくし、活動範囲も狭まっていくし、そういうことでいいんだということが、今はあまり受け入れられない、最近のはやりはアンチエイジングといって老化に逆らうんですからね。

南　あー、ハイハイ、アンチエイジング！　いいますねえ。英語ですねえ。

丁　そう、アメリカ人の健康観です。七十歳になっても二十歳の若者と一緒に働いて、同じものを食って、いっしょに遊んで、できれば二十歳の恋人を持って……というのがアメリカ人の理想。

南 アメリカ式がカッコいいって思っちゃったんですよねえ、ぼくらくらいの年代は。

丁 もちろん、東洋にもこの考え方はありました。不老長寿という。時の権力者はみんな不老長寿を目指しますが、失敗するんです。

南 始皇帝も四十九歳で死んじゃった……。

丁 それが痛快です。そういう意味じゃ、みんな平等です。私は、人間は飢えてさえいなければ平等だと思います。飢えは一番いけない。金があるからといって、人の十倍、百倍食えるわけじゃないし。最低限飢えさせなければいい。だから私は生活保護というのは反対で、アメリカ式にフードスタンプで飢えて死なないだけを保障すればいいと思う。生活まで保護してあげるのではなくね。

南 ちょっと前まで、日本で飢えて死ぬ人が出るなんて、考えられなかったですよね。ホームレスが高級ブランデー、ブレンドして飲んでて、これが絶品なんだとかいって。

丁 銀座のホームレスの中には、糖尿病の人が何人もいるといわれています。

南 そういえば先生、ホームレスの人、糖尿病にはなるが水虫はいないって話もありましたね。

丁 風呂に入らないから、皮膚が丈夫です。われわれの皮膚には皮脂腺というのがあ

始皇帝

「不老不死」の

予定だったが

49才で没

る。不飽和脂肪酸を出して、それで細菌感染を防いでいます。よく免疫が大切といいますが、免疫というのは病原菌が体の中に入ってきてから。免疫系が動くというのは、複雑なシステムが連動する必要があってすごく体力を消耗します。風邪を引いてウイルスが体の中に入る。熱が出てぐったりしてくる、頭痛がして、肩もこってくる。ですから、免疫系が動き出すってのは大変なことで、その前に防御しておいたほうが効率がいい。皮膚と粘膜を丈夫にしておくことです。乾布摩擦がいいとか、いろいろ言いますが、一番いいのは風呂に入らない。

南　えーっ⁉　そんなことといったってえ。そうはいかないでしょう。

丁　まァ、湯舟で温まる、はいい。ごしごし洗ったらダメです。皮膚の垢というのはすごく大事です。人間の生体防御力というものを一〇〇とすると、そのうちの九五以上が皮膚と粘膜で体内の免疫系というのは五％以下ですよ。

南　え？　本当のことですか？

丁　ですから、やけどをして皮膚が広範囲に脱落すると、皮膚呼吸ができなくなるということもありますが、それよりそこからばい菌が入って敗血症になる。体表の四〇％以上をやけどすると命が危険です。いかに皮膚が大事かということです。放射線もいちばんこわいのは急性の放射線障害で、これはまず第一に胃腸の粘膜が放射線でやられて起きます。がんの治療で放射線の照射をしますが、胃腸や膀胱にはあたらないよう細心の注意を払います。

慢性の放射線障害は血液や免疫系をつくる骨髄や神経系に障害がでます。健康診断で受けるレントゲンやCTでも頻度が高くなると放射線障害が起きる可能性は十分あり、その代表が「がん」です。

南 ということは病気が心配で検査を受け過ぎてると病気になっちゃうということですか。

丁 そうです。何でもほどほどにした方がいいのです。

南 皮膚をきたえとくってことでは、カンプマサツですかね。

丁 生兵法は大ケガの素なんで、小さい頃からやりなれてる人はいいけれども。

南 たしかに、やりだすとまたゴシゴシいっちゃいますね。

丁 そこです。日本人というのはガキの頃から頑張れば成果が上がる、努力すればいいことがある、一生懸命働けば収入が上がる、とにかくそういう論理しか習っていません。医学の領域や健康というときには、努力したら悪くなる、ってこともあるということを頭に入れておかないといけない。

経済ならば、ある産業に投資をして、人、もの、金を投下すれば生産量が上がる。倍投下すれば倍になる。ところが医学の場合、逆もあるのです。たとえば薬を一錠飲ませたらとても調子が良くなった。二錠飲んだらさらに良くなった。三錠飲んだらちょっと変だな、四錠飲んだら副作用で死にました。こういう領域が医学です。

これを理解しないといけない。一錠で調子よかったらそこでやめなくてはいけない。欲ばって二錠飲んじゃいけない。そのセンスが、医者にない。特に若い医者。とにかくガキの頃から頑張って、勉強して成績伸び切ったやつが医者になっているから、いろいろ言ってもわかってくれない。

「抗がん剤、これだけやったら、がんが少し小さくなりました。先生、倍やりましょう」と、すぐにその論理になります。「ちょっと待てよ、これで効いたらその八割くらいに減らしても効くんじゃないか」とこういう思考が全然ないんです。

今の医学にはぬくもりが足りないし、病人を助ける技術としては遅れている。遅れている理由のひとつに、医学に適した人物ではなく勉強だけできるやつが来る。これをなんとかしないといけない。だれが医者に向いているかを選別する、漢方にはそのプロトタイプがあります。それを導入すると、日本の医療や医学というのは世界にでも勝てると思います。それをしなければ、いつまでたってもアメリカや、外国に負けていくだけです。

南　医者に向いている人って、漢方でいう「実証」「虚証」「中庸」っていう体質の、どれになるんですかね。いまは断然「実証」タイプの人が多いと思うんですけど。それで、患者は「虚証」の人が、おとなしく待合室に座ってる。「虚証」の人ってのは、ちょっとしたことで病院に行く。

丁　健康不安ですね。病気ではなくて健康不安があるから病院や医療の周りをチョロチョロしていたい。日本の医療というのは、ただの健康不安の虚証の人と、本当にがんを抱えた重病の人が同じラインで待っています。みんな辛抱強く待たされていて、これは問題です。

台湾に行くと違うんですよ。クリニックによっては診察室のドアが二つあります。実証の人や急いでいる人は「特急券」を買うんです。特急券を買うと、虚証の人は待たせて、こちらのドアから特急券を持っている人が入っていく。「私、今日は急いでいませんから特急券は買いません、鈍行でいきます」と待てる人はずっと待っています。診るのは同じ医者です。

南　それは合理的ですね。でも日本でやったら、きっと投書する人出てきそうですけどね。まず、その実証体質の人、虚証体質の人っていう前提を理解してないと、この合理性はわからない。

丁　診る医者は同じですから医療は公平です。入ってくるドアが違うだけです。

南　患者のイスに、グリーン券の人は座席カバーがついてたりしますか？

丁　電車の場合というのは、差別をつけてますね。料金にあわせて。これが問題です。これ話しだすと長くなるんだけど、今は原発問題で節電だから、電車が全部節電態勢ですね。そうすると、何が起こるかというと、節電でスピードを落とすわけにいかない。スピードはそのままです。あとは照明を暗くする。

南 電車の照明暗くして節電になるんですかね。

丁 実はあまりようがない。一番有効なのは何かというと空調です。空調を絞るというのは実は絞りようがない。そのかわりに換気率を下げているらしいのです。そうすると、同じ空気がぐるぐる回っているから、暖房も冷房も効率が上がります。そういうことをやっている可能性はある。

南 え、ということは、空気、よくない？

丁 ところが、グリーン車の換気率はそのままです。だから普通車に乗ってる人は酸欠状態で、みんな座ると寝ている。通勤電車で座れた人はみんな寝てますよ。あれはみんな、脳をやられてます。グリーン車は大丈夫（笑）。

南 エーッ⁉ それまずいじゃないすか。先生どうやってそれ知ったんですか？

丁 酸素濃度測定器、炭酸ガス濃度測定器というのがあって市販されているんです。これを電車にもち込んで測ると酸素濃度、確実に下がってますよ。もっとすごいことに炭酸ガス濃度測定器にはアラーム機能がついている。一定量になると、ピピピピとなります。普通の電車に乗って、試しに測ると鳴り出すんですよ（笑）。グリーン車は鳴らない。

某出版社に「この話題で本を書きたいんだけど」と言ったら「そんなの売れませんよ」と受け付けてもらえなかった。

南　それ、売れると思うけどなァ。

丁　私が心配しているのは、原発節電が一年、二年じゃなく十年続いたら、長距離通勤のサラリーマンたちの頭はどうなるか？　です。酸欠で炭酸ガス濃度が上がったら、一番体の中で弱いのは脳細胞です。十年すると若年性認知症が大量に出現したりして、大問題になるかも知れません。

南　それ、絶対まずいじゃないですか。グリーン車と換気率で差つけるってなんですか？　意味わかんないなァ。

丁先生より　**虚証、実証、中庸とは？**

「実証」「虚証」とは、言葉自体はご存じなくても、少し例を挙げればみなさんがすぐに「あの人のことだ」と分かる概念です。

人間は小学校高学年の頃から体質が分かれてきますが、実証タイプの子供は給食を食べた後すぐに校庭に飛び出してサッカーをしたり、鉄棒をしたりすることができます。

社会人になって運動をやめると急に太りだしてメタボになってしまう人も多いのですが、とにかく体を動かすことが好きで、休日もアクティブに動き回る人が多い傾向です。

一方、虚証の子供はそもそも食べるのが遅く、甚だしいと給食時間の間に食べきらないことも。食後は眠気が起こって運動どころではなく、一休みしたくなる。スポーツはあまり得意ではなく、すぐに疲れてしまい、休日にスポーツをしようものなら、翌日はぐったりとして勉強に集中できなくなります。

今の教育は建前として個性を伸ばすといっていますが、実際には子供の体質や能力に基づいた教育はなされておらず、良くも悪くも均一です。虚証の子供は体力に自信がないため、コンプレックスを抱きやすく、勉強も遅れがちになり、人生の前半で落伍しやすくなる。しかし、虚証の人は一つのことに継続してこつこつ取り組むと長期的には大きな成長を遂げます。いわゆる人間国宝タイプです。

一方、実証の子供はたとえ成績が良くなくとも「頭がダメでも体育があるさ！」と、得意分野を見つけてポジティブに生きることができます。二十歳前後の早い時期に人生のピークを迎えるため、子供の頃は「出来る子」としてちやほやされやすく、人生の前半で勝負をつけることができます。いわゆる「勝ち組」と称されるのが実証です。瞬発力があり、徹夜も平気なエネルギッシュなタイプです。

会社でも営業の最前線で大活躍。しかし、実際に社会を支えている人の大多数は虚証や、虚証実証どちらにも属さない中庸の人です。私が二十歳くらいの学生を調べたところ、実証は五%程、男性に多く、実証傾向を加えても全体の一〇%程度しかいませんでした。虚証の人も約五%、女性に多く、虚証傾向の人を加えても一〇%程度で、後の残り八〇%はバランスのとれた中庸体質です。この中庸は漢方では理想的なバランスのとれた体質で、病気知らず。医学的には目指すべきは中庸体質です。

実は長生きする人には若い頃は虚証タイプが多く、若いときは体があまり丈夫ではなかったけれど、中年を過ぎたころから中庸になり大きな病気をしなくなり、長生きできるのです。

逆に実証は、中年を過ぎた頃からいろいろな病気を発症しやすい。疲れを感じる神経が鈍いために「自分の体は丈夫」と思い込んでいますが、無理を続ければ必ず歪みが生まれて、中年以降にがんや痛風、糖尿病などの病気を発症することが多いのです。

虚証も実証も、その人が持っているトータルのエネルギーや可能性は同じです。それを人生の早くに出し切るのか、持続して細く長く出すかの違いです。漢方の考える体質観からみると、人生の行く先を十八歳で決めることはまことにばかげていると、私は思います。人によっては三十歳になってから決めても良いし、十歳で人生を決めてもいいのです。これが本当の個性に添った教育であり、それぞれ生き方はバラエティーに富んでいるのが本当の姿です。

6　自律神経失調症って何ですか？

ちょっとビックリしたんですが、特に思い当たる原因もないのに、ここんとこいろんな「症状」が出てきて私はすっかり病人だ。

前々回に書いた、こむら返り、失神、失禁、のあとにも、めまい、があり「意味のわからない動悸」があった。

足が冷えるので、「足が冷える」を検索すると、閉塞性動脈硬化症っていうのと、下肢静脈瘤っていう重大な「病気」が疑われた。疑ったのは私なんですけどね。

いままで「足がつるくらい」「足が冷えるくらい」なんだ、全然たいしたことないゾ、と思ってたくせに、「検索」するうちにいろいろ「重大な病気」の心配が出てきたのだ。ほっとくと大変なことになる！　といつのまにか思ってるのだった。こんなこと、昔あったなあ、と思い出したのが「家庭の医学」っていう雑誌の附録の本でした。

いろんな病気のことが書いてあるんですが、ただ読んでいるだけで、どんどん自分に「思いあたる症状」が出てきちゃう。

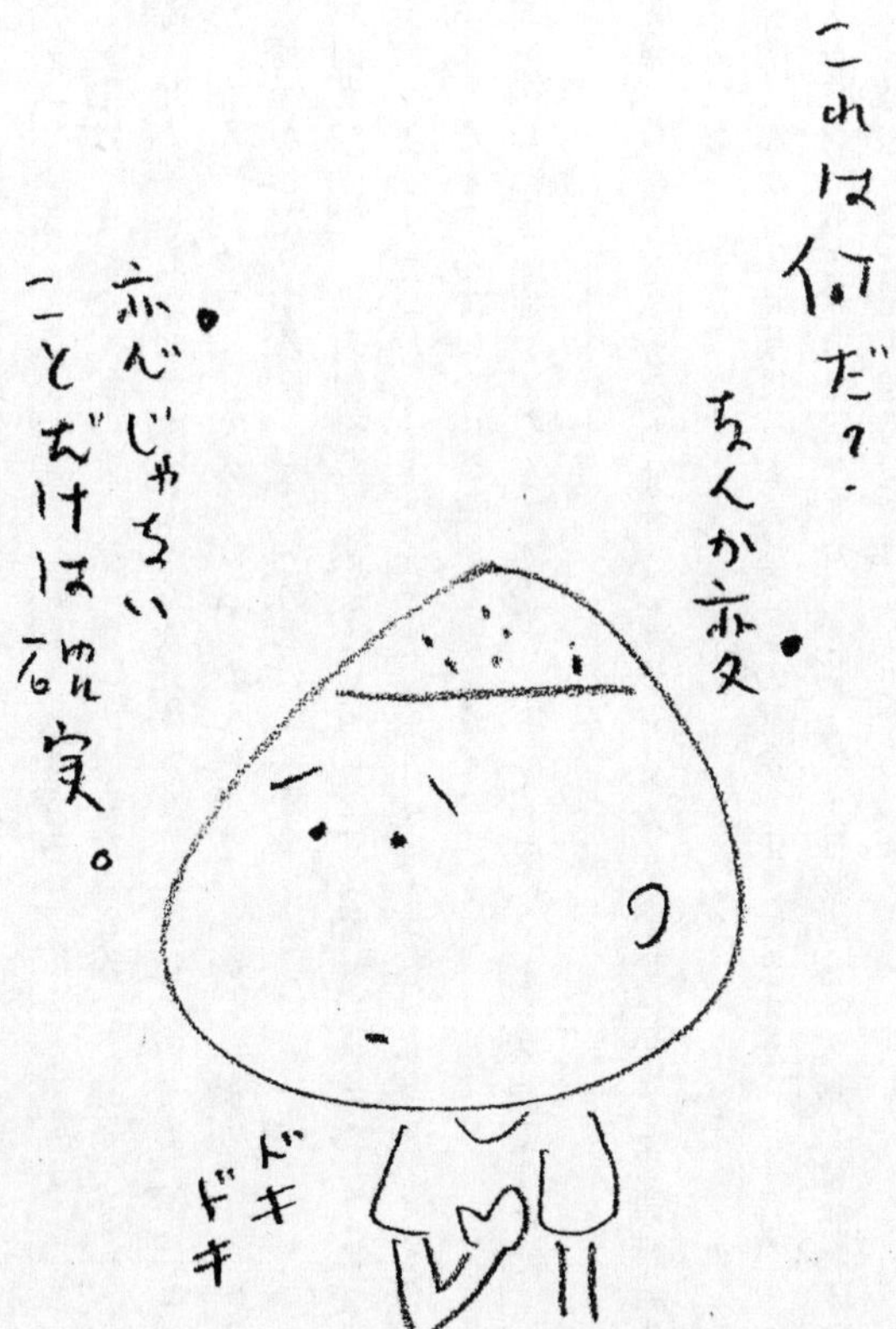
これは何だ？
なんか変。
変じゃない
ことだけは確実。
ドキドキ

診療日、丁先生に、私の「診立て」をぶつけてみると、「ふーん」と言って、靴下を脱いだ足のズボンをたくしあげて、一応診てくれます。

どうも先生は、まったく私のような「疑い」はもたれなかった様子ですが、本人的には、実際、足が妙にヒヤヒヤするし、なんだかすぐにも足はつりそうだし。

だいたいなんで、カワイイ女の子が現れたわけでもないのに「胸がキュン」となって、ドキドキ動悸がしたりする？　どういうわけですか？

その原因が知りたい。自律神経失調症というのをよく聞くけれども、あれですかね。そういえば、こないだ「検索」したときに症状出てました。「めまい、冷や汗が出る、緊張するようなところではないのに脈が速くなる」

先生、自律神経失調症ってなんですか？　ようするにストレスってことですか？

丁　体には、生体リズムがありますが、そのリズムが崩れた状態を自律神経失調症と表現するんです。

昔、照明なんかない時代は、お天道さまの都合で生きてますから、一日二十四時間、ヒトはそれに合わせて生きていました。生物一般、植物も含めて地上に生物が誕生したころは、地球の一日は二十四時間ではなかったらしい。

二十五、六時間、といわれてます。体内時計とか細胞内時計というのがあって、これがどうも二十六時間くらいにセットされているらしい。それが証拠に穴蔵生活で太陽の光が一切ないようなところにいるとか、あるいは宇宙に出たような場合、つまり地球の自転と関係ないところに、人間も含めて動物を置くと、だんだん一日の時間感覚が長くなって、二十五時間、二十六時間になっていくんです。

つまり、ほっておくと人間は一日二十六時間で生きたい。そのほうが楽なんです。体内時計のとおりに生きていくわけですから。

ところが現実の地球はその頃より自転の速度が早まって一日二十四時間になってしまった。現実に「合わさなくちゃいけない」、合わせる努力が日々いるわけです。

たとえば一日七時間寝ないといけない人が、十二時に寝ました、翌朝七時に起きました、これは七時間だからいいわけですよ。

だけど、次に眠くなるのは十二時ではない、体内時計に忠実なら一時か二時にならないと、本当に眠くならない。眠くならないから、自分の体内時計に忠実な人は二時に寝る、現実は朝七時に起きなくてはいけないので、二時間足りなくなる。昼間も眠いけれども我慢していると、今度はまた寝るのが二時間ずれて、六日のうちに十二時間、半日ずれちゃう。

そうして、土日に爆睡して、それでなんとなく元に戻って朝七時に起きられるようになる。それをひたすら繰り返している人がけっこういます。

これは若い人に多くて、いわば「自己の感覚が中心」的な人とみなすことができます。夜中もコンビニなど人工照明のもとで生きていると、やはりずれやすくなってくるんです。

ところが、自然を友として生きている人は、太陽光をあびて、ちゃんと二十四時間にアジャストしてる。

つまり起きることの努力じゃなくて、寝ることが努力なんですよ、しつけです。自分の感性を優先すると、ずれてしまうということです。これがまず、自律神経が弱くなる第一です。

自律神経失調症になる人は、よく「不眠症だ」と言います。でも不眠じゃないんで、ずれてるんです。薬を服用すると睡眠薬は午前中も効いていますから、お昼頃まで調子が出ない。

よけい午後にずれ込んできて、自律神経がもっと乱れる。悪循環に陥ります。ご存じのように昼間は交感神経優位です。闘うとか獲物を捕るとか、スポーツするとか、心臓がドキドキして血圧も上がります。夜は副交感神経、脈もゆっくりになって血圧もある程度下がって、体温も少し下がります。昼間と夜が、交互に体を支配していないと、健康障害を起こす。

自律神経の乱れやすい人は「自己中」「主観」で生きてる。自分の感性が大事な人ですから、性格が悪いわけじゃない。しかし現実からずれている。そして社会生活もずれ易くなってくる。

ここにいろいろなストレスがあると、最初に寝つきが悪くなります。考え事をして寝つきが悪くなると、本来の体内時計は変わっていないから、だんだんそっちにシフトしてしまう。

「うそつきは泥棒の始まり」みたいな感じで、「寝つき悪いのは自律神経失調症の始まり」「自律神経失調症はひきこもりの始まり」っていうことです。

南　えー!!　じゃ、あれですか、寝つき、ですか、自律神経とか失調とかって、単なる寝つきですか。う～ん眠くなるのが早くなるっていうのは、どうですか。

丁　早くなって昼寝すると、またダメです。

南　ですね。

丁　多少早くなるくらいはいい。問題ない。

南　最近、トシのせいか、どんどん寝るの早くなってます。十時くらいにもう眠い。

丁　いいんじゃないですか、朝早く起きればいい。早く起きてちゃんと仕事しちゃうんです。お百姓さんは、みんな昔はそうだったんだから。夜の六時に寝て、お父さんだけが囲炉裏端で縄なんかなって家族は全員寝ちゃってね。朝日が出ると起きる。眠れないときは一杯飲んででも寝ちゃう。そうするとストレスに強くなる。お酒がストレスにいいというのは、適量を守れば後にほとんど残らないで睡眠誘発剤としてすぐれているからでしょうね。

お酒はどんな睡眠薬より副作用がないですから。

でも、お酒と食事は分けなくちゃダメ。私は食事のときはほとんどお酒を飲まない。お酒は適量を毎晩、寝酒で飲みます。床が用意できてから飲みます。つまみは味噌かチーズをかじるくらい。大量の固形物はとらない。

南　え〜？　先生、でもお酒とつまみってのがいいんじゃないすか。ちょっとつまんで、くっといく。味噌だっていいけど、いつも？　いつも味噌だけですか？

丁　そう、そうすれば自律神経は乱れない。現代人は、この副交感神経が特に大事です。この副交感神経をないがしろにしている生活が現代人には多いんです。

副交感神経は免疫系を活発にして、血管の損傷を回復させる。だから、糖尿の軽いときや、がんになりかけのときは、副交感神経がいかに活発になるかが大事です。

夜寝ているときに脈が少なくなって、大体六〇前後、五〇でもいいです。血圧もやや下がる、そういう状態になるのが理想的です。一日のうちにそういうことが七時間保証されると、がんにもなりにくいし、血管の損傷も回復が早い。

南　血管の損傷？……

丁　そうです。血管の損傷は夜、補修される。人間の体のメンテナンスは、夜行われています。昼間は消耗するだけで、交感神経は免疫系も消耗させる。血管もどんどん老化しやすい。だから、夜七時間かけてそのメンテナンスをする。これは毎日リズミカルに行われていないとダメです。

糖尿やメタボの人が動脈硬化になりやすいというのは、もちろん血糖値が高いと糖分が動脈壁を傷害してボロボロにしていくっていう作用がありますが、同時に糖尿の人は睡眠時間が短い傾向があります。平均をとってみると、糖尿じゃない人に比べて、糖尿の人は睡眠時間が短いし、血圧もやや高め。血圧が高いと、睡眠時間が短くても神経は回復する。

ところが血管はまだ回復しきっていないので、これが何年も続くと血管の老化が激しくなる。障害は血管が細くて動脈と静脈が一対一の対応をしている臓器からでます。動脈と静脈が一対一対応をしていますから、動脈が一本つかえると、そのサプライしている領域が全部機能不全になってダメになる。その代表が目と腎臓、脳や神経の一部もそうです。そういうところから傷みがめだってきます。

南　ハイ、わかりました。ちゃんと寝ます。寝ますけど、その、足が冷えたりですね、足がつりそうだったりで、気になってなかなか寝つけないってことがあるんですよ。

「じゃあ、鍼（はり）やってみますか？　体調が悪い時ほど鍼灸の効果が体感できますよ」

といって、同じ診療所の鍼灸担当の寺崎一利先生を、紹介してくださいました。その日のうちに、お灸とハリをやっていただきました。ビックリしました。全く痛くなく足のヒヤヒヤ感が、ウソのようにとれました。

現金なもので、それから毎晩、七時間ずつ、ちゃんと寝てます。ちゃんと寝られるようになったら、もちろん動悸もしないし、昼間、レッグウォーマーをしなくても足は冷えない。

そうしたら、ここんとこなんとなく、元気なかった状態が、いっぺんにふきとんだ。あんまり現金なんで、ちょっとハズカシイくらいです。自律神経失調症は「寝てなおせ」ということですかね。

「寝られるようになる」しかけを、まア、見つけないとなんですが。しかしハリの、血流を促す威力！　すごいです。ウソみたいにテキメンに出ましたね。おどろきました。

丁先生より

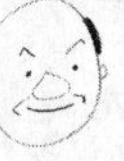

日本の鍼灸

日本の伝統医学には、漢方薬と並んで鍼灸があります。漢方薬は病院で処方されるので医療行為とわかりますが、鍼灸は正式な医療にあたるのか、みなさんからわかりづらい位置づけにあるのではないでしょうか。日本では、高校卒業後三年間の専門教育を受け、国家試験に合格しなければ、鍼灸師にはなれません。鍼灸は、奈良時代にはすでに漢方薬と一緒に日本に伝来しています。それ以来、漢方薬とともに日本の医療の中核を担ってきました。

ところが、江戸時代、そのシステムに変化が起こります。当時でも漢方薬は現代と同様、医師が処方をしていました。ところが、鍼灸は目の不自由な人が専門に施術するようになります。生まれつきや伝染病の影響などその理由は様々ですが、江戸時代には目が不自由な人が多くいました。そこで幕府は、目の不自由な人にのみ特別に鍼灸や按摩の施術を許可し、目が見える人はその仕事には就いてはいけないという規則を作りました。つまり目の不自由な人の職業を守ることこそ、江戸幕府がとった障害者を対象としたユニークな福祉政策で、後の生活の維持は各自の努力に任せたのです。

このために鍼灸は、明治時代以降も目の不自由な人専門の職業という位置づけが続きました。

一方、目の不自由な人が担当していたおかげで、鍼灸は日本で独自の発展を遂げました。江戸時代の盲目の鍼灸師である杉山和一は、細い管の中に鍼を入れて治療する、管（かん）鍼（しん）法という世界でも珍しい日本独自の技術を生み出しました。管鍼法で鍼を刺すと、痛みを伴わずに治療ができます。目が不自由な人でも安全に鍼を刺す方法として開発されましたが、このような特殊な職業事情になければ、こんなに素晴らしい技術は生まれなかったことでしょう。おかげで日本ではどの国よりも繊細で、微妙な鍼灸治療ができるようになりました。

現在、鍼灸治療は世界的に広く行われています。フランスやドイツでは鍼灸治療をする医師が何万人もいると言われています。

日本の鍼灸治療の特徴をひと言でいうと、いわゆる経絡（ツボ）に沿った浅針です。非常に細い鍼を皮膚にほんの少し刺さっている程度に浅く刺すため、ほとんど痛みを伴いません。これで全身のツボを素早く刺激し、場合によっては灸も併用して、全身をくまなく治療することができます。

一方中国や韓国の鍼では、非常に太い鍼を使い、少数のツボに深く強く刺します。これがとにかく痛い。副作用が起こることもあります。また、日本では使い捨ての鍼を使っているため鍼で病気がうつることはなくなりましたが、いまだに鍼を使いまわす国もあり、この場合は病気の感染も心配です。

では、鍼灸治療はどういう病気に向いているでしょうか。

日本の鍼灸は、自律神経の異常がもたらすいろいろな症状を調整するのが得意。特に手足の冷えや肩こり、筋肉の張りなどの循環が悪いことにより引き起こされる病気や、アレルギーやがんなど免疫力の異常によって起こる病気、うつなどの精神疾患にも効果があります。

もう一つ、痛みの改善に効果が高いことが、日本の鍼灸の大きな特徴です。

人間の痛みには閾値（いきち）があります。閾値とは例えると敷居のようなもので、閾値が低いと痛みに敏感になり、閾値が高くなると同じ痛みでも感じにくくなります。鍼灸は皮膚や関節の閾値を上げますので、治療の後に同じ痛みの刺激がきても、それを痛みと感じにくくなるのです。痛みがとれると動けるようになってさらに循環がよくなり、結果として痛みの原因がさらに改善するのです。海外でもこの点が注目されてスポーツ鍼灸がさかんです。鍼灸はドーピングの心配がないので、プロフェッショナルな選手は自分専用のスポーツ鍼灸師をかかえている例もあります。

さらに鍼灸は漢方薬と相性がよく、併用すると効果が高まります。そのため、同じ治療者による診立てのもと、患者さんに鍼灸と漢方薬を適用するのが理想的。

しかし、日本の医療のシステムでは鍼だけが分離されてしまい、漢方薬と鍼灸の併用が難しくなってしまいました。西洋医学と伝統医学の医療を統合する統合医療の重要性が叫ばれていますが、真っ先に取り組まなくてはならないのは、伝統医学の医療を統合すること。鍼灸と漢方薬を統合させることが、これからの大事なポイントになるでしょう。

7　糖尿病は勝ち組がなる

丁先生の話は、いきなりとんでもないようなところから始まることが多いんですが、それが聞いてるうちに、だんだん納得してしまう。実は、私がそういう話、大好物なんですよ。同じことを聞くんでも、最初に「へ？」っていう、妙な入り口から入んないと、じきに飽きてきちゃう。

先生は、そういうコッチの料簡を見抜いてるからなのか、たいがい話のとっかかりに、「え？　何？　何？」って話から始めます。

例えば「食欲のなくなったがん患者には栄養を与えちゃいけない」とか、「がんになるのは元気な人」とか。そうして今回は、「糖尿病は勝ち組がなる」です。

丁　糖尿病になる素因のある人は、若い時から血糖値が高くなりやすい。二十代、十代からけっこう高い人もいます。こういう人は血液中に糖分が十分ありますから、脳の神経細胞にエネルギーがどんどん供給される。これは競争に非常に有利なんです。

十八歳まで受験勉強をして、その時の成績で大学に振り分けられる。こういう期限のある競争がすごく得意です。だから、糖尿病予備軍の人はどんどん勝ち組になる。これはまァ、車で言えばガソリンがふんだんにある状態。エンジンの性能は度外視して焼き切れるまで走れます。焼き切れた状態が医者が診断する糖尿状態、私の言い方なら「糖中毒」状態です。こうなったらエンジンが焼けてしまってるんだから、いくら糖がサプライされても、もう走らない。

中年過ぎにそういう状態になって、そのときにはじめて症状が起こります。血糖値がふつうでも、エンジンの性能がいいっていう人もいる。けれども、概して言うと現代社会においては、糖尿傾向にある人は絶対に有利なんです。特に若い時に有利。ですから軽い糖尿病素因のある人をどこに出してもはずかしくない糖尿病に仕立ててしまうのが現代日本の社会です。

現代社会というのは若い時に身の振り方を決めていく。音楽をやっても若い時に上達すれば、その人は「若くして才能のある」、天才と呼ばれる。三十になって音楽がうまくなったとしても、その人は無名のまま一生終わってしまいます。

今の社会のシステムのあり方が、糖尿病に有利になってるんです。だから、糖尿の問題を語っていくと最終的には、糖尿じゃない人も報われる社会、または糖尿傾向はあっても糖尿にならないですむような社会の仕組みをつくらなくてはいけない、という、すごく根の深い問題ですよ。

三十歳や四十歳になっても、本当のその人の能力をもっと評価する社会。敗者復活戦を何回でも繰り返せる、極端に言ったら六十でも評価してもらえる。それまでコツコツ努力して、高みに達した人を評価できる、そういうことが今の社会にはない。

強いて言えば、人間国宝ぐらいかな。人間国宝にはほとんど糖尿の人はいない。みんなコツコツやって、瞬発力ではなく持続力で勝負してる。こういう人を、概していまはあまり評価してないでしょう。出版業界とか広告業界。締め切りのある仕事に従事している人はみんな糖尿です。石を投げたら糖尿に当たる。

南 先生、石投げないでください（笑）。我々の社会が糖尿有利になったのは、なにが原因ですか？

丁 昔の日本は違ったでしょう。表面だけまねたグローバル化のアメリカナイズですね。競争社会。本来なら遅咲きの人もいまニートとか引きこもりとかになってます。こういう人をなんとかしないと、社会全体の損失です。

アメリカナイズと言いましたが、実はアメリカのほうが、現代日本よりリターンマッチはできます。アメリカの大学の卒業式に行くと、だれが教授で、だれが卒業生かわかんない。頭が私よりツルツルのが何人もいる。（注・先生は頭がツルツルです）

南 つまり、いまのお話の、糖尿傾向というのは、漢方にいう実証、遅咲きのコツコツ派は虚証と考えていいわけですか？　昔の日本には、「漢方センスの常識」というのがあって、遅咲きの才能もすくいとることができた。実証に糖尿が多いということだとすると、がんになるのも実証の、つまり元気そうなタイプというお話と重なりますね。糖尿とがんて共通してるってことですか？

丁　糖尿の人ががんになる確率が、一番少ない数字でも一・七倍、多い数字で四倍と言われています。ですから、糖尿とがんというのは、実は背景因子が同じです。

これはよく無視されていますが、糖尿になったら一番恐れる状態はがんだと思わなくてはいけない。検診を受けて血糖値が正常よりやや高い程度でまだ治療の必要のない範囲にある境界型糖尿病と診断がついたら、まずがんの検診にいったほうがいい。糖尿からくる病気全てが痛くもかゆくもない。痛くなって、かゆくなったら、おしまいなんです。

だいたい「糖尿病」という名前がいけない。この病名は欺瞞です。これでみんなだまされてる。「糖尿ってのは、アレだろ？　尿ン中に糖が出てんだろ？　気前がいいじゃないの」、出てんだからもっと糖分とっていいんだろう！　大福もう一つ食べようか、なんてね。

南　たしかに、あんまり怖くないですね。

丁　怖くない。「がん」と言うとみんな怖がるけれども、糖尿は、糖尿かあ……って。

「がん」はネーミングとして非常にいいです。ほんとうは「胃癌」とか「乳癌」とか「癌」と漢字で書いたほうがいい。いま医学用語では「がん」と平仮名で書くことが主流になっちゃってるんですが、がんの漢字ほどいい字はない。癌の字の印象を避けて平仮名表記にすることが多いのです。

南 ああ、癌、あの口が、どんどん増殖する感じ出てますよね。

丁 あれは「嵒」(いわお)といって乳がんのさまです。乳がんが皮膚の表面に浸潤してくると、皮膚がごつごつしてきて「嵒」(岩)のようになるというのが「癌」です。日本人がつくった和製漢字という説もあります。

外国でも同じ。進行した乳がんは一見カニの甲羅のように見えるので「キャンサー」(cancer)、カニを広げて胸にはりつけたように見えたからです。

糖尿病は、最低でも「糖中毒」とすべきですね。「ニコチン中毒」「アル中」と同じレベルなんだ。非常にやめにくい中毒状態です。

南 それは、体のほうが糖を必要としてるってことですか?

丁 必要としてないですよ。でも欲しくなるから中毒状態。ニコチン中毒の人はニコチンがなければ生きていけないわけじゃないのにニコチン依存になってるわけですからね。「糖依存症」ってのも考えたけど、やっぱり「糖中毒」のほうがいいね。

南 中毒の毒のところにインパクトがある。

糖、毒、病、のほうが恐いと思う

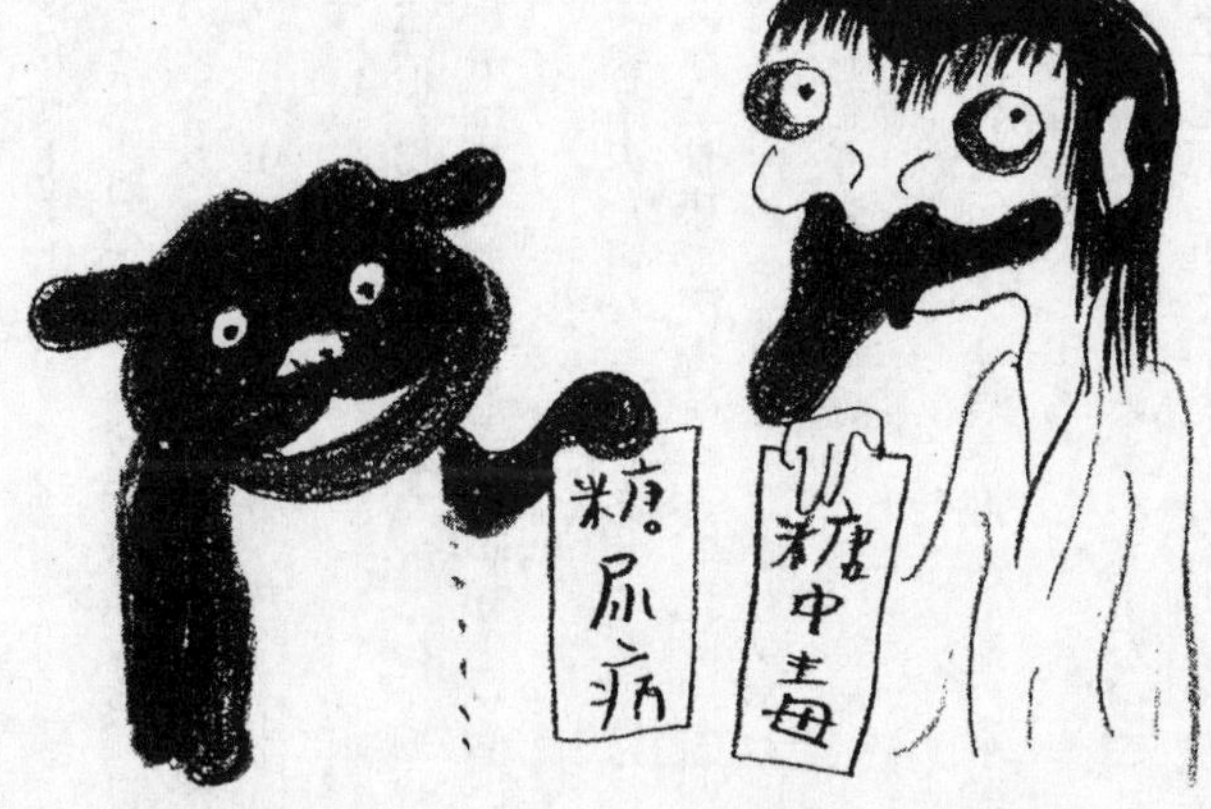

糖尿病っていうと、遺伝ということが言われますよね。

Ｊ　1型、2型と大きく分けて二つあるんですね。1型は若い時になる。自己抗体ができていて、自己免疫疾患、自分の膵臓のインシュリンをつくる細胞を、敵だと誤認して攻撃してしまう。だから若い時からインシュリンを注射してないといけない。これは糖尿病全体の五％くらいといわれています。

だから、あとの九五％は2型、つまり生活習慣病です。しかし、この1型、2型と分けているのも、将来的には、そういう分け方はおかしいんじゃないかということになってくる、と私は思ってます。

例えば、がんでも、がんが頻発するがん家系みたいなものがあって、がん遺伝子を持っている人がいます。じゃあ、がんにならずに健康で天寿を全うした人、百歳まで生きた人、調べてみると、がん遺伝子持っている人けっこういます。でも、がんにならなかった。これは、がん遺伝子の発現を抑える遺伝子というのがあって、ちゃんと作用しているからです。

がんになる人も、がん遺伝子と、そのがんの遺伝子の発現を抑える遺伝子と両方持っているのに、何らかの事情で、それがパーになっちゃってる。

細かく言うと「ＤＮＡのメチル化」ということが起きているんですが、これは覚えなくても大丈夫。ともかく、今まで「遺伝病」と思われていたものも、実は遺伝ではない要因で起こっているので、コントロールが可能なんじゃないか。がん遺伝子が発現するのを抑えている遺伝子、これがダメになってるのを元に戻すような作用が、いろいろな植物成分などで徐々に見つかりつつあります。

医学がそちらのほうに発展していけば、遺伝病が治る、防げるようになるのではないかということです。

そうなると、1型の糖尿病と思われていたのも、実はお母さんが、子供がおなかにいるときに無理をしたとか、タバコを吸ったりお酒を飲んだり、不規則な生活をしたりとかっていう、いろんな原因がわかってくる、そうすれば防ぎようも出てくる、ということです。だから1型も2型も同じ一つのものに将来はなってくるんじゃないか。現実はまだそこまできていない。それで、とりあえず2型の糖尿病を何とかしていかなければならない。

南　つまり生活習慣を変えていく。ですね。

丁　そうなんだけど、そこでまた、パラドキシカルなことがある。

南　え？　え？　どういう？

丁　糖尿病の評価は血糖値だけでは不十分です。血糖値は変動しやすいので、ヘモグロビン・エー・ワン・シー（HbA1c）を指標にする。このHbA1cっていうのは、まァ株で言うとダウ平均みたいなもので……。

南　先生、株でいわないでください。かえって混乱します（笑）。

丁　まあ、そっちのほうがいまは指標になってる。正常値は六・五％未満です。糖尿病になると七とか重症の人で一〇とか一三というようにどんどん上がる。

　そのHbA1cが、一〇だの一三だのって人は、寿命がずっと短い。失明したり透析になってしまうのもわかります。八ぐらいでも短い。それが、どんどん正常値になるにしたがって、健康状態と寿命は延びていくと思うでしょ。これがまァふつうに頭で考える糖尿病のコントロールです。

　ところが、実際の患者さんを見ていると、必ずしもそうじゃない。一〇の人が寿命短いのはわかる。八の人が短いのもわかる。

　ところが、六・七くらいの「ちょい悪」くらいのちょいワルおやじが、一番長生きするんです。一生懸命運動して、カロリー計算もしっかりして、間食もしない、夜食もしない、酒も慎んで、そしてめでたく正常値の五・五になった、「ばんざーい！」っていう模範患者より、六・七くらいの「ちょいワル」のほうが、長生きする。

　医者は言いませんが、実際にこれちょっと問題になってます。あんまり一生懸命……。

南　健康のことばっかり考えてるのは、健康に良くないってことですね（笑）。

丁先生より 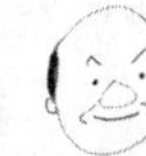 **糖尿病爆発的増加の原因**

生活習慣病の代表格ともいえる、糖尿病。かつての日本では、糖尿病は飢えに苦しむ庶民には縁遠い特殊な病気でした。それが昭和五十年代以降から爆発的に増えはじめ、現在では国民病と言われています。

本来、食事と労働、睡眠、保養、これらのバランスとリズムがきちんととれていれば、糖尿病になりにくいものです。それが、どこかで狂ってしまうと、糖尿病になりやすくなるのです。特に狂いやすいのは食事です。昭和四十年（一九六五）以前は米と食物繊維の多い食品をたくさん食べていました。また、食事時間も規則的でした。

それが、日本人の食生活は昭和四十年以降一変します。特に大きく変わったのが、肉や乳製品、高タンパクの豆類を多く摂るようになったことです。甘い果物も多く出回るようになりました。また、昔の日本には生野菜を食べる習慣はほとんどありませんでしたが、生野菜のサラダを非常に多く食べるようになりました。さらに、調理にも油や糖分、人工調味料を多く使い、生活の多様化により外食も増え、食事時間が不規則になり、間食・夜食が多くなりました。

これらの変化が糖尿病の爆発的増加に関係していると、一般的には言われています。

しかし、漢方医の視点で私がみたとき、糖尿病増加の原因はさらに二つ追加すべきと考えます。

ひとつは、食事回数です。明治維新以前、町民など一般の日本人は一日二食の生活を送っていました。それが富国強兵政策のもと、一日三食の食事が推奨され、これが糖尿病の遠因になったと考えられます。現代は明治時代の富国強兵と縁の遠い時代で、寄生虫はなくなりかつてのようにハードな肉体労働も少なくなりましたが、この時代でも一日三食、糖分や脂質、肉類、乳製品が多い食事を摂っていれば、栄養過多になることは当然。平和な時代は、一日二食に戻すべきではないかと私は考えます。

さらにもうひとつ、冷たいものを多く食べるようになったことも挙げられます。それまで井戸水で冷やす程度だった果物も、冷蔵庫で冷たくして食べることが当たり前になりました。ビールなど冷えたものの飲食は体にはいろいろな負担になるのですが、特に負担が大きいのが胃の裏にある膵臓です。

冷たいものを食べると胃の裏側に張り付くようにして存在する膵臓も冷えます。膵臓は大量の消化酵素を分泌する、非常に代謝が活発な臓器。膵臓が冷えると消化酵素が分泌されにくくなる。さらに消化酵素は温度が下がると活性が悪くなるため、消化力も低下してしまいます。

すると体は自然と消化の必要のないものを欲するようになります。それが「糖質」なのです。消化酵素により炭水化物が分解されると、最終的に糖になります。この最終産物を直接食事で大量に摂れれば、確かに冷えて消化酵素の分泌が悪くなったままでも栄養を摂ることができるのです。しかし、これこそが糖尿病の大きな誘因です。しかも膵臓は、同時に血糖値を下げる働きをするホルモンであるインシュリンも分泌しています。膵臓が冷えると、当然インシュリンの分泌も悪化します。甘いものは消化の必要がなくて一見体に負担がすくないようですが、同時に血糖値も上がりやすくなります。こういうメカニズムも、糖尿病の成立には寄与しているはずです。

日本人の糖尿病予防に最も適しているのは、和食を中心とした食事を一日二食摂ることです。どうしても一日三食摂る場合は、夕食は炭水化物等の主食を減らしてみるとよいでしょう。これだけでは単純でつまらないと感じる場合には、カレーやキムチなど少々スパイシーなものを加えてください。私はこれを「平成東亜膳」といって糖尿病の患者さんにおすすめし、好評を博しています。

飽食の時代と言われて久しい現代。これから参考になるのは「トヨタのかんばん方式」です。できるだけ無駄な在庫をもたず、必要な時に必要なものを必要なだけ生産するというトヨタのかんばん方式を見習った「人間かんばん方式」の考えで食生活を実行することが、今後の糖尿病予防と治療には欠かせないのではないでしょうか。

8　横道にそれますよ

人間ていうのは、「やれ、アッチがいたいの、こっちがカユイの」って、ほんとにうるさい自分勝手なものですね。

人間一般の話にしちゃいましたが、もちろん自分のことです。前々回ご報告しました「足がつる」問題、「足が冷える」問題は先生のお友達の鍼灸師・寺崎先生にしていただいた「置きバリ」でケロリと解決してしまいました。

両方、いまのところおさえこんでるんですが、足がつる「こむら返り」問題に関してはさんざん周囲に訴えたんで、複数の友人からの情報がよせられて、「芍薬甘草湯（しゃくやくかんぞうとう）」という市販の漢方薬が劇的に効く、というので、試してみました。これが本当にものすごく効いた。まさにこむら返りを起こした激痛の真っ最中にこれを飲んでウソのように痛みがおさまったし、なんだか今晩か明朝あたり、いかにも足がつりそうだ、という予感のする就寝前に飲むとこの予感ごと消えて、実際、なにも起こらない。

念のため、この用法でまちがっていないかどうか丁先生にもお伺いをたてると「いいですよ」でもくれぐれも「連用は避けるように」ということでした。つまり西洋薬でいうところのよく効く「いい薬」＝漢方でいう「下品」というやつですね。効きすぎる薬は漢方では位の低い要注意の薬なんでした。

芍薬甘草湯にくわしくなったんで、先日は友人の呉智英が「甘草芍薬湯」と言っているのを「キミ、それは芍薬甘草湯が正しい」と指摘したりした。なにしろ呉先生は物知りだから、こちらのマチガイを指摘されることはあってもこちらから指摘することなんか皆無ですからね。

ところが、翌日、ネットで検索してみると芍薬甘草湯、芍薬と甘草が同量だそうだから、ほんとはどっちでもいいのかな？

最近は、西洋医学系の病院でも、漢方薬を導入しているところがふえたという話だからこれから漢方薬の名称も「常識」の分野に入ってくる可能性があります。

時代劇なんかで出てくる漢方薬っていうと、なんといっても「高麗（朝鮮）人参」ですね。ものすごく高価な薬ということで、話がドラマチックになるから、たいがい、薬といえば「高麗人参」が登場してきます。

高麗人参については、前に何かの話から横道にそれてった話があったのでご報告しておきましょう。

西部劇の中に、ネイティブアメリカンの薬の話が出てきたそのことを私が話題にしたときでした。

丁　いまネイティブアメリカンの話が出ましたが、彼らはもともとアジアからアメリカ大陸に移動した人たちなので、彼らの医学では植物を漢方的に使います。高麗人参の仲間の植物は北アメリカにもあります。ネイティブアメリカンの人々が薬として使っていました。

アラビア、インド、パキスタンなどあっちから来た医学を中国で統合して中国医学を完成させて広めたので、アジアでは中国が標準になってしまった。しかし、ネイティブアメリカンの医療というのは、その中国医学が標準になる前の医学の形態を残していてそこがおもしろい。漢方の成立過程がよくわかります。

使っている生薬にも似たものがあります。例えば、高麗人参に非常に似たアメリカニンジンを、ある部族は不妊症の薬として、ある部族は体や胃腸の弱った人に、ある部族は傷口を消毒するのに使うというようにそれぞれ違いますが、それを統合すると漢方の高麗人参の使い方になる。

南　ニンジンの話、もうちょっとしてもいい？

丁　もーちろんです！

十八世紀の初め、アメリカが独立していない時代に、ネイティブアメリカンの間にキリスト教（カトリック）を広めようとフランス人の宣教師がやってきた。病気になったときの知識としてフランスでは宣教師に医学と生薬の勉強させて、どこへ行っても困らないよう、人を救えるようにしていた。

実際、十六世紀に日本に来たポルトガルの宣教師も、みんな医学の知識がありましたし、たいていのカトリック教会の裏に薬草園がありました。

そのフランス人宣教師が、ケベックのはずれに来たときです。「先住民達は、どうもパリで読んだ文献にある高麗人参によく似たものを薬として使ってる」のに気がついた。しかも、その似たものが、まるでタンポポみたいにあっちにもこっちにも生えている。「これは何だ？　どういうことだ」というんで、そのサンプルを念のためパリに送った。パリからさらに中国に届けたわけです。

中国人がそれを見て「いくらでも買うよ、金（キン）と交換してもいいよ」（笑）。この情報がカナダに戻るまで往復二年かかってますが、ともかく「高くてもいい、いくらでも買いますよ」なわけです。タンポポみたいにそこらに、バーッと生えてるもんが、実際の現地の取引額、乾燥重量で銀と同じ値段です。

喜んだ宣教師、布教を忘れて一生懸命引っこ抜いた（笑）。「これは金になる」ってんでネイティブアメリカン動員して、がんがんアジアに送りました。

フランスの船はアジアに直接行かなかったんで、まずフランスからオランダ船に積み替えて、広東まで持っていく。広東で中国人に売って、売れ残った分を長崎に持っていって、日本人に売りつけた。これは商売になった。

アメリカニンジンといっても通用しませんから、これを「広東人参」といいました。「さすがに中国のものはモノが違う!!」といって日本人は金と同じ値段で買った。これが江戸時代に日本に来ていた「高麗人参」です。

コウライニンジンじゃない。あれはアメリカニンジンだったんですねえ。おもしろいですねえ。

南　へえーッ!! そうなんですかあ。じゃ、あのドラマに出てきたコウライニンジン、カナダでタンポポみたいに、そこらへんに生えてた、そこらのニンジン?

丁　そうです。おもしろいでしょ。細かくいうとまたいろいろ話がありますが……。

南　して下さい! して下さい!!

丁　最初はカナダのフランスが所有する港に集めましたが税が高い。ルイ王朝に貢ぐためです。そこに目をつけたのがイギリスです。カナダ側から下ってイギリス領のニューヨークに集めるようになったのです。ハドソン川を下って抜け荷です。

南　抜け荷! ワルじゃのお、お主も(笑)。

丁　現地でも「金」と同じでスゴイ価値がある、フランスは怒った。それでフランスとイギリスが戦った。それがキッカケの一つで、アメリカの独立や南北戦争の遠因の一

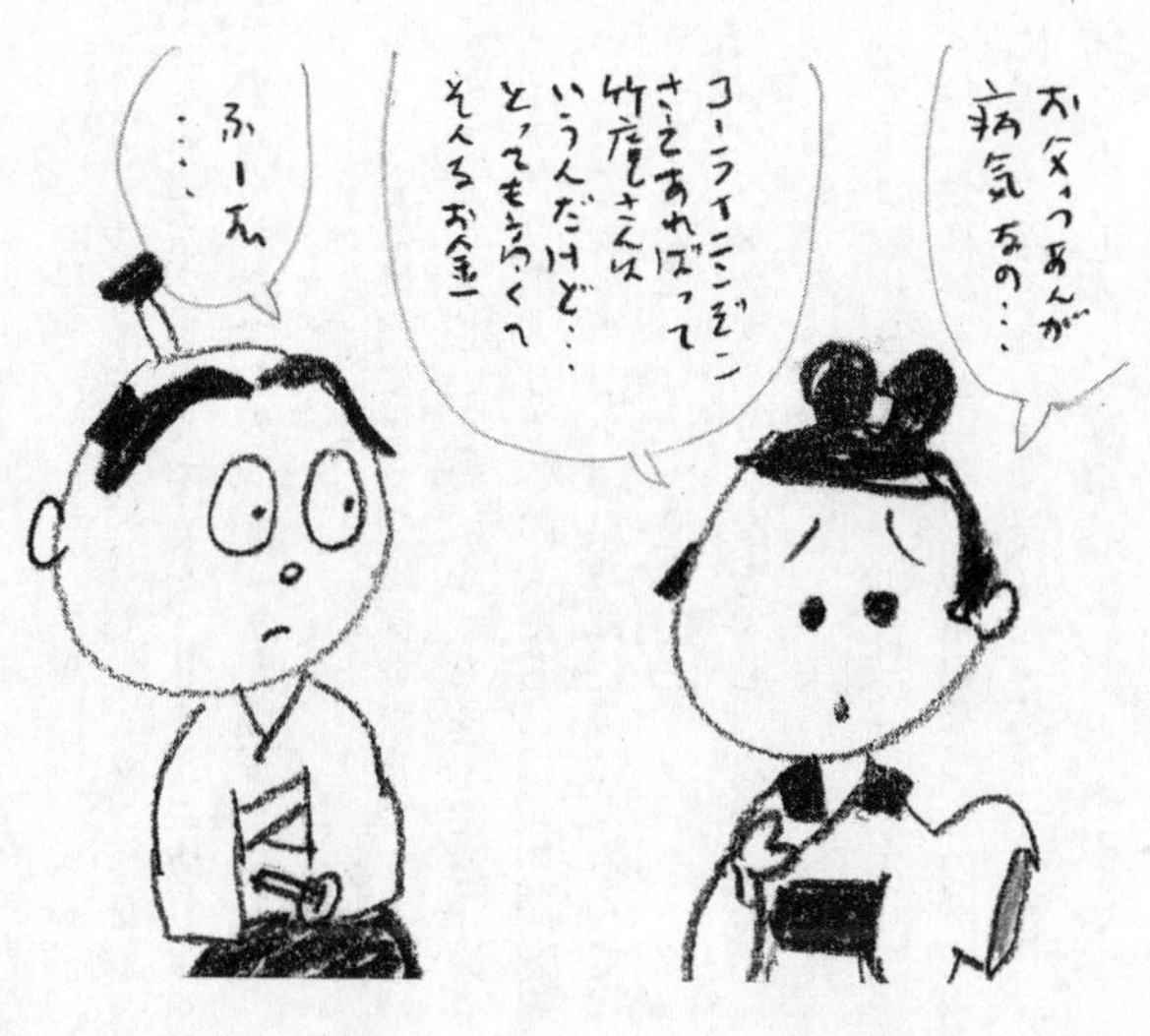
お父っつぁんが
病気なの・・・
コーライニンジン
さえあればって
竹庵さんは
いうんだけど・・・
とってもたかくって
そんなお金ー
ふーん
・・・

つともいわれてます。

カリフォルニアのゴールドラッシュというのは、そのずっと後で、その前はニンジンラッシュ。タンポポみたいに生えてたんですが、さすがに取り尽くしちゃって、記録によるとニューヨークに集められたニンジンが、毎年乾燥重量二〇〇トン以上、莫大な量を取り尽くした。

今、アメリカでは野生のものは州によっては採取禁止です。採取できるところでもきびしい規制がある。ものすごく珍しいものになっちゃった。生薬資源というのは有限だということですね。ネイティブアメリカンの人たちには「資源を守るため実がなった後しか採っちゃいけない」ってルールがあったのに、金になるんで、そんなことは関係なくみんな引っこ抜いちゃった(笑)。

南 いやあ、イギリスもフランスも、ロクなもんじゃないすね。

丁 人間の欲の皮でね、おもしろいですね。

南 あの、サンプル見て「コレナライクラデモ買ウヨ」「え⁉」って、あそこのシーンが最高におかしいですね。それからというもの布教そっちのけで……(笑)。

先生、先生の横道にずんずんそれる話、大好きです。「あめりかニンジン物語」とか書いたらいいのに。西洋人てとかく極端ですよね、日本のこと「エコノミックアニマル」とか言ってたのはどこのどいつだってんだ。

西洋人の強い薬志向ってのも、この極端な性格が関係してますかね？

T 西洋人は、強い、クリアカットに効く薬をいい薬だと思う。熱冷ましを飲んで、すぐに熱が下がると「これはいい薬だ」となる。ところがアジアでは、熱冷ましで、すぐに熱が下がると「ちょっとこれヤバいんじゃないの」とみんな思います。

なぜそんな違いができたのかというと、アジアで手に入る植物には毒草が多い。アジアのほうがヨーロッパに比べて植物相がバラエティーに富んでいます。キノコ一つとっても、アジアではそこらに生えてるのも毒だらけ、毒にあたって死ぬことがあるので注意が必要です。なるべく毒のないもの、毒のないものでもさらに蒸したり炒めたりして毒性を減弱させて薬に使う、という習慣ができた。

ヨーロッパは植物相が貧弱ですから、植物も限られている。長い間いい薬草がなかったので強い薬を求めていた。確実に効く薬を求めていました。

ところが、大航海時代を境に、ヨーロッパでも世界中の植物が手に入るようになった。中にはすごく効くものがある。アヘンやキニーネなどもそうですが、ヨーロッパにないものが入ってくるようになって、そういうものをどんどん取り入れて、より強いもの、より確実に効くもの、よりピュアなものが求められた。

それにちょうど科学技術の発展が並行していって、新しい科学技術が出てくると、すぐ薬にも応用されます。

例えば、アジアでもヨーロッパでも痛み止めやかゆみ止めによく使われたのは柳の枝や葉です。柳の枝や葉にはサリチル酸が入っているので、柳の枝を切ってしゃぶっていると歯の痛みや歯茎の痛み、腫れが引く。「楊枝（ようじ）」という字はカワヤナギの枝ですね、木枯し紋次郎が長いのをくわえているでしょう。しゃぶると樹皮からサリチル酸が染み出て歯茎の腫れが取れるし、ついでに歯にはさまったものも取れる、これがつまり「楊枝」です。

ヨーロッパでも同じ使い方をしています。あせもが出た子どもには柳の葉っぱを行水のたらいの中に入れてあげるとかゆみが止まる。これはみんなサリチル酸です。こんなに効くんなら、もうちょっとこれを強くできないだろうか、というんでアルコールで抽出してみる。

アルコール抽出という方法は、アラビア人の発明です。抽出してアルコールを飛ばすとサリチル酸が濃縮されて……これを錠剤にして飲んでみるともっと効く。痛みが取れる、腫れも取れる、これはいいということになって、そのうち、純粋化すると注射できるようになり、飲むよりもっとよく効く。

そうすると、今度はサリチル酸の構造がわかってきたら、これにちょっと別のものをつけたらどうなるか。バイエルという染料の会社、いろいろな化学反応を使って新しい染料をつくっている技術をサリチル酸に応用したら、アセチル基をつけてアセチルサリチル酸にしたらもっと効く、これがアスピリンです。アスピリンができた。できたら、さらにどんどん変えて、インドメタシンとかいろいろなものができます。それはヨーロッパのほうが科学的だったというよりも、より強い薬、より効く薬、特異的に効く薬を求めたということなんです。

丁先生より

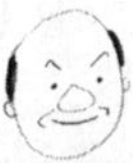

高麗人参は本当に効く

薬は人間だけのものではありません。動物も具合が悪いときには薬を使います。誰でもペットの犬や猫が、体調の悪いときに草を食べている姿は見覚えのあることでしょう。野生動物も薬としていろいろなものを食べます。猿は群れごとで自分たちの薬の木や葉、実が決まっているという観察もあります。有名なのは、南アルプスのベト場です。ベト場は太古の海が隆起してできた地層で、海だった頃に堆積したプランクトンやミネラルが非常に豊富に含まれています。病気になった山の動物たちはそこに集まり、その土をなめて病気を自己治療することが知られています。

このように薬は動物界共通のものですが、それを文化レベルにまで高めたところに人類の特徴があります。

漢方薬の中でも特に有名なのが高麗人参です。その優れた薬効は、すでに二千年以上前から認められ、貴重な薬剤として高値で取引されていました。高麗人参の産地は、主に中国の東北地方から朝鮮半島にかけてですが、当時でもここで採取された人参は中国の南方まで運ばれていました。

その輸送距離は長く、人参は非常に貴重なものだったので略奪にあう危険もありました。そこで人参を運ぶ輸送部隊には、常に護衛がついていました。その護衛にあたっていたのが、主に屈強な満州族です。中国東北地方に住んでいた満州族は、高麗人参輸送の護衛についていたため中国南方の地理にまで詳しくなり、この経験はのちに満州族が中国全土を支配する原動力のひとつになっていきます。

現在、高麗人参は日本でも栽培されています。江戸時代の中ごろ、高麗人参の栽培に成功し、現在でも福島県会津地方、長野県佐久市望月町、島根県大根島は、高麗人参の三大産地として有名です。日本で採られた高麗人参はもちろん日本国内でも消費されていますが、海外にも輸出しています。なんと一番のお得意さんは本場・韓国でした。日本の高麗人参の栽培技術はとても優れており、細かいひげ根まで傷つけずに収穫する技術があります。そのために、丸ごと日本産の高麗人参を酒に漬けたものなど、とても見栄えがしました。韓国の空港の土産物屋でよく見かける高麗人参酒の高麗人参は、実際は日本産であることも往々にしてあるのです。

現在は衣食住が充実して人々に栄養が行き届いているため、かつてほど高麗人参の薬効を身近に感じることが少なくなりました。しかし、少し前までは世界中を航海する船乗りの常備薬のひとつでもありました。冷蔵庫が普及する以前、船旅の食事は必ずしも十分ではありませんでした。長い航海になると食料の傷みが激しく、陸地ではかからないさまざまな病気にかかりました。そんなとき高麗人参を飲むと体調が非常によくなることが分かり、船乗りの常備薬となったのです。

特に昔から海運業が盛んなスカンジナビアの国々では、船乗りが世界中を旅し、さまざまな病気にかかりました。特に恐れられたのが、当時は疲労病と言われた慢性疲労症候群です。一度疲労病になると死に至ることもありました。もちろん船乗りですから世界中を旅する中でいろいろな薬に出会うのですが、いろいろ試した結果、一番効果が高かったのが高麗人参だったのです。このように体に異常が起こって初めて薬効を実感できるのが、高麗人参です。今でもノルウェーなどのスカンジナビア半島の国に行くと、有名高級ホテルの冷蔵庫には高麗人参エキスやドリンクが常備されています。

9 聖武天皇の漢方薬

丁先生は、おどろくほど好奇心が旺盛であって、何かに興味を持つと、とことん研究追求してしまいます。ブランデーに興味を持つと、私なら飲むだけで満足してますが、先生は飲みながら、いろいろ追求したくなる。

ブランデーって、あの上等なVSOPだのナポレオンだのってバブルのころに「ゴ贈答」につかってたような「えらい」ブランデーでも、なんだかたいしてうまくないなァって私は思ってたんですけど、大体ができそこないのワインを原料にしてたんだそうです。しかしアルメニアやスペインは違うと先生はおっしゃいます。

そのへんについては、実際に現地に調査に出かけて行って、飲んだり調べたりしたらしい。

ブランデーはもともとはイスラムの礼拝と関係があります。男ばかりが集まると、体臭がたまんないところから香水というものが発明された、その蒸溜の技術のおかげで出来上がったものだそうです。

まァキリスト教徒のうちの、酒のみは、イスラム教に少し恩義を感じるべきですね。

先生はブランデーに関しても一冊本にできるほど話題をお持ちですから、いずれ本にされると思います。つまり先生はいつも、ご自分で体験調査、探求をされる、という例として、ちょっとブランデーにふれました。

カレーライスも好きなんで、追求されてます。これは漢方との関連で、『カレーを食べる』と病気はよくなる』（マキノ出版）、『病気にならない朝カレー生活』（中経の文庫）、『モーニングカレーダイエットは「リバウンド」知らず』（講談社＋α新書）と既に三冊本が出ている。

ですから「脚気は脚気菌によるものだ」説の鷗外・森林太郎陸軍軍医総監と海軍軍医総監・高木兼寛の「白米原因説」の話をしている時にも、いきなりカレーの話になったりするわけです。

「詳しく調べると日本のカレーのルーツには三つあります。一つは北大の恵迪寮（けいてき）の流れでクラークのカレー、『少年よ、カレーを食え』と言ったかどうか知らないが、これが一つ。もう一つは中村屋系、インドから亡命してきた人がはじめた本格カレーで、この二つは、カレーとライスが別々になっている。ところがもう一つの海軍カレーというのは、はじめからカレーがぶっかけです」

「では、なぜぶっかけの海軍カレーを高木兼寛（宮崎県の出身）は発想したのか、私は実際に都城に飛んで調べてきました。都城にはカレーライスに極めて似た郷土料理があります。夏に食べるもので宮崎の冷や汁。あごでだしを取って、野菜を混ぜて麦めしにぶっかけて食べる。

物事には何でもプロトタイプというものが必ずあって、一〇〇％初めから考えるということはあり得ない。この海軍カレー『冷や汁』起源説は、私の説、すなわち『丁説』です」

という具合です。ご自分で調べて結論した説だから丁説ですが、以前に「定説です」を乱発するインチキ教祖がいたんで、先生、その「テーセツ」はやめた方がいいですよ、と私は忠告するんですが、一向にやめられません。

それればかりか次々に推論しては実地調査されてるんで、次々に丁説が発表されます。発表って、まァ、私にしてくれただけですが、鑑真和上はブータン人だ説という丁説は、私がブータンに旅行しますと言ったときに出てきた説ですが、これは仏教伝来のルートをめぐって歴史常識をくつがえすスケールの大きい新説です。克明な正倉院の記録から始まるストーリーは、実におもしろいんで、後ほど先生からご説明いただきます。そもそも鑑真ブータン人説のアイデアは、ガンジンっていう名前、これがつまり中国人の名前とは思えない、っていうところから始まってます。

ところで私は初耳だったんですが、みなさんはメイヨークリニックっていう名称をご存じでしたか？　アメリカの医学界で一番有名な、ミネソタ州ロチェスターの町外れにある、世界有数の医療機関だそうです。

「アメリカ合衆国内においては通常、医師は診療した患者数に応じて給与が支払われる。しかしメイヨークリニックにおいては、患者数にかかわりなく医師の市場価値に応じて一定の給与が支払われるシステムになっている。このシステムにより、医師は患者の回転率を気にすることなく、一人一人の患者に十分な時間をかけることができる」

とウィキペディアに書いてある。そういうクリニックだそうです。

この話が出てきたのは、漢方が知識を公開しないで秘伝にしてきた、一方西洋医学では知識を公開するということで、そのかわりに公開する人たちを守るために「特許」という概念ができて、アメリカではそうした概念が非常に確立していて科学が発展している、っていう話の流れでした。その時、唐突にメイヨーが始まったんです。

丁　最初は小さな診療所からスタートしたものが、世界有数の医療機関に発展した。なぜか？　私はそういうところに興味を持ちました。

実際にロチェスターという町に行ってみると、本当に何もないところです。人口は十万人くらいですが、町の人はほとんど医療に携わっています。病院に患者が来るのでホテルやレストランがある、病院が町の地場産業です。

そういう町がどうしてできて、アメリカという風土の中でなぜ発展して今日に至っているかということについて、私はアメリカ人とは違う見解を持っています。

行ってみるとわかりますが、ロチェスターという町はミシシッピー川の支流の近くにある。当時はミシシッピー川がアメリカの大動脈で、東部は船で来て馬車で移動できますが、いくら馬で移動するといっても、アパラチア山脈を越えて向こう側に行くよりも、ニューオリンズから船でのぼるほうが大量の荷物も輸送できます。ですから、開拓者もみんなミシシッピー川をさかのぼりました。

ミシシッピーで当時一番問題だったのがマラリアです。マラリアの病原菌がまだわからない時代ですから、マラリアで開拓民がどんどん死んでしまう。当時のヨーロッパにはマラリアはありませんから、アメリカでマラリアがあることに、まずびっくりする。ニューオリンズやフロリダは暖かくて気候がいいけれどもマラリアがある。マラリアにかかると死ななくても三日ごとに熱が出て非常につらい。これを治せないと困るので、医者たちはマラリアの治療に専心しました。

ニューオリンズあたりにいる医者は、マラリアを診ていると夏に発生する、沼からぼこぼこガスが出るころに患者が発生するんで、あのガスが何か原因になっているのではないかと考えました。

日本の漢方と同じで、ガスによる病気、日本式に言うと「熱邪（ねつじゃ）」の病気だから患者を

とりあえず
ナイ！という係り
服務員

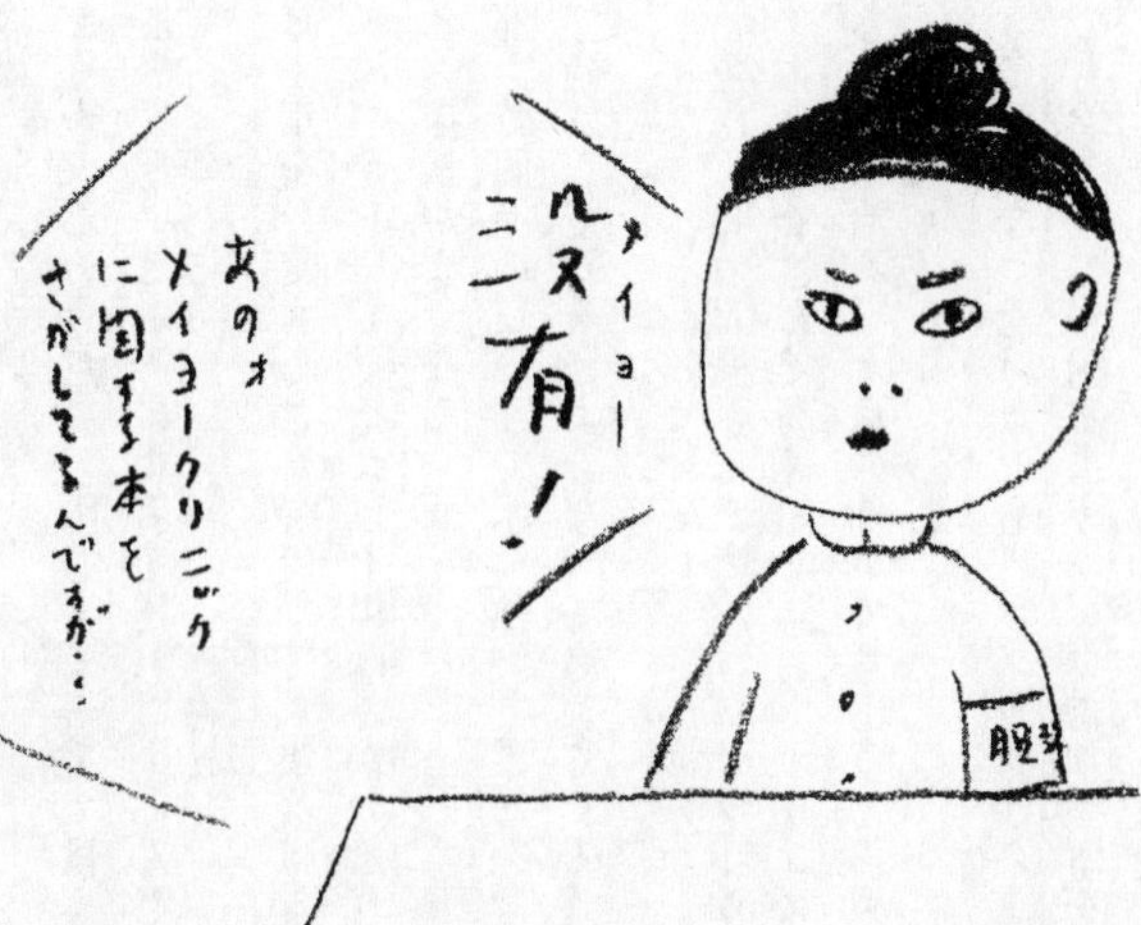

冷やせばいい。たしかに冷やすと患者は「気持ちがいい」と言う。

患者だけでなく、病室を冷やせばどうか、という意見の医者と、一方ではニューオリンズで病室を冷やすのは並大抵じゃない。寒いところに患者を送ればいいんじゃないかと、二つのグループに分かれました。

寒いところっていうと、ミシシッピー川をひたすらさかのぼって、最後はミネソタのセントポールに滝（セントアントニー滝）があって、それ以上川はさかのぼれないけれども、そのへんまで患者をつれてくと、症状がよくなる。

今でいう転地療養で、つまり「熱邪」で間違いないんです。熱いところを避ければいいということで、寒くても一冬そこで過ごしてくるとよくなって帰ってくる。治ることってのが一番重要です。

一方の町にいながら患者を冷やす治療法、これは贅沢なことです。ボストンの冬の氷を氷室に入れておいて、夏にそれをフェルトで包んで高速船でニューオリンズに運ぶ。病室に氷柱（つらら）を入れて冷やすと気持ちよくて治る。今日の知識で考えると再感染の原因となる蚊がこないだけなんだけれどもね（笑）。

やっぱり冷やせばいいんだ、ということになったけれども、ボストンから高速船で氷運ぶってのはお金がかかる。貧乏人でもマラリアが治るように、つまり病室を冷やす装置を考えた。まず空気を圧縮する。すると熱くなる。その熱くなった圧縮空気を蒸気タービンのファンを回して冷やす。

冷えた空気を病室に放つと気化熱が奪われて病室が冷える。これが最初のクーラーで、今日のクーラーってのは医者がマラリア治療のために発明したんですよ。病室にパイプで空気を放出するときに、パイプが冷えて、氷がつく、これが人工氷の始まりです。

空気を圧縮すると熱くなる。それをファンで常温まで戻して、その満を持した空気を病室にリリースするというだけですが、その装置がスミソニアン博物館に行くとちゃんとありました。私はびっくりしました。

そこにもう一人、患者をミシシッピー川で送ろうという転地療養派の偉い医者がいたわけです。船はこれ以上さかのぼれないっていうどん詰まりの近くに、ロチェスターという町があります。

そこにメイヨー（ウイリアム・メイヨー）というイギリスで教育を受けたということになっている若い医師が赴任してきて、自分でもクリニックを開いて患者を診る。

冬はマイナス五度とか一〇度で寒くてつらいですが、患者はいっぱい来ます。

その医者メイヨー、勉強熱心です。イギリス出身ということだけど、イギリスにメイヨーなんて名前があるか？　メイヨーってのは実はアイルランドの地名です。メイヨー州というのがある。

当時、アイルランドはイギリス領でしたから、イギリス人医師というのは間違いではない。ところが、当時のアメリカには白人の間でもすごい差別があってアイルランド人は人間扱いされなかった。

メイヨーは、やはり当時イギリス領だったスコットランドでポーランド人に教育を受けた。けれども周りの人に「おれはイギリス人だ」と言っていた。私の立場からすると、彼の屈曲した精神性を見る思いがしますね。実際ヨーロッパでは医者はよごれ仕事だったので、アイルランド人やスコットランド人の仕事でした。

戦争中に日本人がヨーロッパに行って「日本人です」と言うことはいいけれども、ベルリンオリンピックのマラソンで優勝した孫基禎選手が「日章旗を掲げたけれども自分は違うんだよ」という、そういう感じがあったのじゃないか。そうでないと、その後のメイヨーの頑張りようは説明がつきません。

なぜメイヨーは田舎町で小さな診療所を開いたのか？　なぜ子どもたちも医者にしてヨーロッパで教育を受けさせ、クリニックをどんどん大きくできたのか？「メイヨー、アイルランド人説」というのが私の説です。

南　丁説ですね（笑）。

聖武天皇の漢方薬

丁先生より

最近、中国では古代の墳墓がいくつも発掘されています。その中には医書と薬が埋葬品として発見されており、世界で一番古い漢方薬は中国に残っている。コレは間違いありません。

しかし発掘されたものでなく現在まで正式に伝承されている最古の漢方薬はどこにあるかというと、実は日本なのです。東大寺の正倉院には聖武天皇が生前使用していた薬が約六十種類納められたという記録があり、そのうち約四十種類は現存しています。このことから、今から約千三百年前の奈良時代には、すでに相当数の漢方薬が日本で使われていたことが分かります。

これらの漢方薬には、聖武天皇が亡くなる少し前に来日した鑑真和上から献上されたものが含まれています。鑑真和上は中国から渡来した僧侶ですが、医学にも造詣が深く、当時の最新医学である漢方の医書と漢方薬を多数携えて日本に来ました。この生薬をじっくり見てみるとおもしろいことが分かります。胡椒や丁子（ちょうじ）、シナモンなど、インドや東南アジアを原産地とする生薬が多く、これらはインドの伝統医学であるアーユルヴェーダでも頻繁に使われているのです。当時の日本には中国から直接伝わった漢方薬と、仏教伝来と共に南アジアからわたってきた漢方薬が入り交じっていたと考えられます。

このことから「鑑真和上はインドに関わりの深い人ではないか」とも推察できます。「ガンジン」という名前からしてインド風で、中国人の名前としては珍しいものです。但し、東洋系の顔立ちなので釈迦の生誕地ルンビニーにいちばん近い東洋系の仏教国といえばブータンということになります。鑑真の行動力には敬服しますし、ブータン人なら納得できます。日本への仏教伝来ルートは、いままで主にシルクロード経由と考えられ、『西遊記』でも唐時代の僧侶である玄奘三蔵が砂漠を越えてインドを目指します。しかし、よく考えてみると中国人の僧侶よりずっと以前にインドの僧侶が経典を携えて中国に布教に来たのがそもそもの始まりであり、次いで直接仏教を学ぶために中国からインドに渡る僧侶が現れたと考えるのが順当です。朝鮮半島の百済や新羅の文献にもインドから僧侶が布教に来たという記述が残されていますし、日本でも東大寺の大仏の開眼供養にインド人の僧侶が立ち会ったと記録されています。インド人僧侶の足跡は仏教布教のためアジア全域にわたっており、当時はインド文化と中国文化は渾然一体となっていたのではないでしょうか。

かつて漢方薬は、ごく一部の支配階級の人のみしか使うことのできない、とても高価な薬でした。庶民に使えるわけもなく、庶民は民間療法や加持祈禱にすがって病を治していました。日本に漢方が伝わってから千三百年以上も経ちますが、おもしろいことに漢方薬が一番使われているのは、奈良時代でも鎖国をしていた江戸時代でもなく、現代なのです。庶民でも漢方薬が簡単に使えるようになったという意味では、幸せな時代なのかもしれません。

日本の漢方薬の特徴のひとつに「エキス製剤」があります。現在、「生薬を煎じて飲む」方法で漢方を使用している人は全体の約五%に過ぎず、残りの約九五%は煎じたものの水分を飛ばしてインスタントコーヒーのような粉末状にしたエキス製剤を飲んでいます。

このエキス製剤が発明されたのは、なんと戦時下の昭和十九年（一九四四）。空襲の激しい最中、東京の下町の同愛記念病院内に設立された半官半民、第三セクター方式の東亜治療研究所で、板倉武先生という先覚者によって発明されたものです。しかも、エキス製剤は漢方薬を飲みやすくするため、発明されたものではありません。「漢方薬の良さ」を客観的に証明するために、発明されたのです。

漢方薬の効果を科学的に証明するためには、現在西洋薬でも用いられる比較臨床試験を用いる必要がありました。ところが煎じ液ではいつも均一の薬理薬効成分にはならず、正しい評価ができません。そこで成分が常に均一になるように調製したエキス製剤を発明し、漢方の効果を科学的に証明しようとしたのです。実際に結核の胸膜炎への効果などについて検討が行われたのですが、空襲などのため結果がでるまでには至りませんでした。

日本の漢方は、世界で一番進歩した剤形と内容を持っているといっても過言ではありません。

10　ヘンな咳が出る人

ぜんそくなんで、ふつうの人よりも私はぜんそくに通じてます。病気の話って、みんなけっこう争うようにしますが、それは「自分の話」だからなんですね。病気についてひとつおたがいに検討し合おうじゃないか、つって、話してるわけじゃないと私は思います。自分の話がしたい。ですが、その病気にも一般性というものが必要です。ぜんそくはちょっと不利。

一般的に話題にしやすいのは「花粉症」とか酒飲みの「肝臓の数値」とかですね。私は「花粉症」じゃないので、「花粉症」の話になったら、もっぱら聞き役です。フーンとかフンフンとかさかんに言いますが、「花粉をまきちらされてるような気がするから、そのフンフン言うのをやめてくれたまえ」とかいう人は意外と少ない。そんなことより、話したいことが沢山あるからです。

ぜんそくは、おたがいぜんそく同士だと話題にできますが、ふつうは隠してる人が多いそうです。え？　どうして？　と思って私はそのぜんそくの先輩に聞いたところ、ぜんそくってのは、なんかこう「人間的弱み」を握られるようなところがあるからねっていうんですね。

これは、昨日今日にぜんそくになった私には、ちょっと「へえー」という話でした。ぜんそくには「気のせい」みたいなところがあるんです。ものすごく苦しいんですけど、けっきょくそれ、気のせいなんでしょ。っていわれちゃうと、これ、かなりツライすよ。ぜんそくはコドモのころに罹って、大人になると治ってしまうということが多いらしい。私はコドモの頃にはぜんぜん、ぜんそくじゃなかったんですが、大人になって罹りました。

近頃になって、成人のぜんそくっていうのがふえてきたというのを、時折週刊誌がとりあげたりしますが、それでもまだまだ、一般的なフツーの病気の話題にはなってない。ところが、最近「カゼでもないのに咳をする人がけっこう多い」というようなことを聞きます。それ、ちょっと、ぜんそくくさいなと私は思いましたが、とりあえず口をつぐんだままにしていました。

ぜんそくについては、ずいぶんクッキリと違う見方があって、今はそれが併存してます。「ぜんそく死は、タンが気管にびっちりつまって窒息するのだ」という考え方の本を読んで、私は「やだなあ」と思って、その本は、ポイと投げてしまって、それ以来読んでません、それより「ぜんそくは、たしかにものすごく苦しいが絶対に死なない」という説があって、こっちを私はおおいに支持しています。

ぜんそく死した患者を解剖すると、グミ状に固まったタンが、気管の形のままに取り出せるなんて、都市伝説みたいな話、あまり信じたくないですからね。

丁先生は「ぜんそくで人は死なない」説です。でも、現実にぜんそく死する人はいるわけで。先日見た、周防正行監督の『終の信託』では役所広司さんは重症のぜんそく患者でした。私は映画を見ながら、ぜんそくでは死なないんだよ。ぜんそく死ってのは薬害なんだっていう丁説を、主張してました（もちろん無言でですけどね）。

それで、まァ、一般的にまず「近頃、職場でカゼでもない人が咳をする」っていう声を聞くんですが……という質問からしてみました。

丁　その変な咳をするって話なんですが、咳というのは昔から漢方でも、もちろん呼吸器系の病気、ということはわかっているんだけれども、それだけじゃない。心因性、つまり気持ちの問題で起こることもあるっていうのもわかっていました。

南　ぜんそくですね。

丁　そう、ですからぜんそくで「苦しい」といって往診依頼が来ても、すぐ飛んでいっちゃダメだ。私が医者になりたてのころに漢方の師匠がいうんです。まず、ひとっ風呂浴びてけと。

南　やだなァ、そのあいだぜんそくのほうはくるしいですよ、っていうかぐるじいんですよ。

T　ぜんそく発作というのは必ずピークがある。ピークに向かっているときにどんな薬を与えても、どんな処置をしてもどんどん悪くなる。そうすると、へぼ医者だ、やぶ医者だと言われてロクなことにならない。ところがピークになって処置をすれば必ず良くなる。場合によっては治療しなくても快方に向かってくれる。こんなに苦しかったのに先生が来てくれたら治りましたと喜んでもらえる。その間合いがひとっ風呂だというんですね。

南　先生、そんなのぜんそく患者側からいわせてもらったら、ただズルイだけじゃないですか、そのあいだこっちはものすごくぐるじい。

T　ぜんそくというのは、昔は死なないし、死ねない病気だったんです。ところが、戦後世界的にぜんそくの患者が死にだした。イギリスでこれを調べたんです。なぜ、ここにきて死者が出るようになったのか？　そうすると、当時発売された画期的なある強力な気管支拡張剤の販売量と死亡率がパラレルになっている、という事実がわかってきた。

試しにその気管支拡張剤の販売を規制すると死亡率も頭打ちになる。今度は販売をやめさせてみると死亡率が下がった。個々の患者さんの研究ではなく、社会学的な統計数

Q おやセニセーどちらへ?

A ゼンソクの
がまんがならんで
ちょいと ひとっ
風呂……

字などを調査して原因を絞り込む方法を疫学といいます。疫学的調査からぜんそくで死ぬのは気管支拡張剤の飲み過ぎが疑わしいというのがわかったのです。

ぜんそくは原則的にほとんど死なない病気ですが、死ぬのは薬の飲み過ぎと関係あります。薬を飲むと気管支が拡張して呼吸はラクになりますが、心臓の筋肉と血管に負担がかかる。

気管が詰まって、呼吸ができなくなって死んでしまうというのは誤りだということです。

南 それは、ありがたいんですけど、いまはぜんそくの患者って、たいがい気管支拡張剤を飲んでますよ。先生に電話しても、じゃあちょいとひとっ風呂浴びていこうかァって、そうなったら、こっちは困るじゃないですか、心臓の方も、何とかしてもらわないと。

丁 だから、今は、各製薬会社は心臓に対する副作用のなるべく少ない気管支拡張剤を一生懸命探しています。気管支拡張作用が弱くとも心臓への副作用がなければ良い、ぜんそくの理想的治療薬といえます。漢方薬もそんな理想的薬の一つです。

ぜんそくは心因的な要素が強い。アレルギーで起こるんじゃないかといわれていますが、実際には小児ぜんそく患者の八割近くが男性で、しかも長男です。次男や長女というのは珍しい。次男の場合は長男との間がすごく離れているケースです。

「横浜ぜんそく」と称されるぜんそくが昭和三十五年（一九六〇）頃にありました。横浜の「港の見える丘公園」のあたりは高級住宅街で、住民はお金持ち。そのお金持ちの子どもがたくさん小児ぜんそくになる。神奈川県と横浜市もほっとけずに総力をあげて調べた。役人が考えた結論はこの港の見える丘公園のあたりっていうのは、鶴見や川崎の工場の煙突の高さとほとんど同じだ。横風が吹いたときに工場の排気ガスが直撃してるんじゃないか？　これは公害ぜんそくだ。

丹沢のふもとの七沢というところに、廃校になった小学校の建物があったんで、さっそくこれをリフォームして、全寮制の小学校にした。ここにぜんそくの子どもたちを入れると、とたんにぜんそくが良くなったんで「やっぱり公害ぜんそくだ」と思って、これにて一件落着と思いきや、ところがしばらくしてまた、ぜんそくを再発する子どもが現れてくる。その再発が不思議なことに、月曜日に多い。なぜ月曜日に再発するのか？

観察していると、再発する子どもは、日曜日にお父さんお母さんが面会に来て、帰った後の月曜日に発作を起こしている。なんだそれじゃお父さんお母さんが公害物質を運んでいるんじゃないかというんで、服をいちいち着替えさせたりしたんだけれども、やはり発作が起こる。

試しにお父さんだけ来させたり、いろいろしてみると、どうもお母さんが来た時に発作の起こる頻度が高い。こうしたことがきっかけとなってぜんそくの心因的な側面の研究が進んできました。

小児の場合でも最初の発作はアレルギーや公害で起こっても、それが持続や再発するのは、無意識でもかなり心因的な要因が絡んでいます。

南　その母子関係とか心因性とか、小児ぜんそくとしては、わかりますけど、成人したぜんそく患者の説明としては、どうなるんですか？　なんだか空咳が多いっていうような。

T　それはストレスです。ストレスや悩みがあると咳で表現する。昔はストレスで胃潰瘍や十二指腸潰瘍になった。今はこれが意外と少ないんです。

私が新米医師のころに診たような胃潰瘍や十二指腸潰瘍は今は見受けられない。薬が良くなったということもあるし、栄養状態が良くなって消化管の粘膜が丈夫になったというのもある。そのかわりに今は、咳発作が出てるんです。

何か気になるストレスがあると、エヘンとなって、それを繰り返しているとノドに炎症が起こって荒れて、ノドがヒリヒリしたり違和感がある。乾燥感もあるから「ノドあめ」をなめます。

ノドあめには糖分がいっぱいありますから口腔内に細菌が増殖して、また慢性炎症が起こってエヘンとなる。エヘン虫の症状のある人は、ノドあめの連用はやめた方がいいです。

咳一つを見ても、いろんな側面があるわけですが、確かにひき金、きっかけはアレルギーも多い。ではなぜ現代人にアレルギーがこんなに多くなったか、いろんなことが考えられます。

すぐに公害などの「空気の汚染」に直線的に結び付ける人がいますが、それよりも空気が一番汚染されているのは実は室内です。化学物質によるシックハウスとかいうことよりも、昔より今のほうが単純に室内に汚染物質が多いんです。

意外なことにダニやカビが、昔よりずっと多い。これはアルミサッシが普及したことと関係があります。アルミサッシは空気があまり交換できないし、結露もする。結露するとカビが生える。カビの胞子が舞って、発生したダニがそれを食べる。

団地やマンションの畳を裏返すとカビやダニだらけということがけっこうありますし、風呂場も。そういう室内の環境ですね。自分のマンションで寝れば八時間はいるわけですから、アレルギーは多くなる。ダニが発生して、子どもの頃からアトピーやぜんそくになりやすくなる。

われわれの子どもの頃は、スキ間だらけの長屋に住んでたんで、外の空気がいくら汚くたって、へっちゃらでした。アレルギーなんて全然ありませんでしたよ。疫学的に調べれば貧乏人にはアレルギーは少ない、なんていう結果がでそうです。

密閉された家の中にあるアレルゲンというのも、けっこう無視できない。アルミサッシがまずいです。これからは密閉系じゃない、すき間のあるアルミサッシというのを開発すべきです。

南 ところどころに節穴とかあって、ワクがちょっとゆがんでて、そのすき間ンとこから風がピューッと入ってくるようなですか？

丁 そうです。ガタピシいって、しまらなくなったりするともっといいですね（笑）。

丁先生より

気血水とはなにか？

アレルギーは体の異常反応のひとつで、本来ならば体を守るべき免疫反応が異常に亢進したときに起こります。ぜんそくや花粉症、アトピーなどの皮膚疾患はアレルギーの代表です。この原因のひとつに、心因的な要因があることが分かってきました。現代医学では、神経・免疫・内分泌といい、この相関から体の恒常性が維持されて健康が守られています。神経活動と免疫反応は密接にかかわっています。

ところがこれと同じ概念が、漢方医学ではすでに江戸時代から「気血水（きけつすい）」という言葉で表されています。

「気血水」という言葉だけを聞くと非科学的な概念のようですが、これを現代医学的に意訳すると、「気」は自律神経や、自律神経が司る摂食意欲や消化吸収に相当するシステムで、生命活動全般を統括しています。「水」は、生体防御にかかわる免疫機能や皮膚や粘膜を総じたものをさします。「血」は私たちの体の内部環境の調節機能に相当します。西洋医学ではホルモンなどの内分泌系のみをさしますが、漢方では体の内部環境を司る循環器系と内分泌系の両方が血に当たります。

つまり、漢方医学の気血水の概念は、西洋医学の神経・免疫・内分泌の概念よりやや広いものの、ほぼ対応しているのです。

私たちは動物ですから、食べ物を食べないと生きていけません。「食べ物を食べて消化して吸収すること」は生命活動に直結した機能で、自律神経が司ります。これが「気」の一番重要な役割です。

さて、食べ物を食べて体が栄養豊かになった。すると、私たちの身の回りには、栄養豊富な体を襲おうと虎視眈々と狙っているものがいます。狙っているといっても、ライオンやトラなどの猛獣ではありません。ウイルスや細菌、カビなどが、栄養を求めて体の中に侵入しようと狙っているのです。この侵入を防ぐのが「水」である生体防御機能です。

栄養も摂ったし、生体も防御できた。そうすると体内をもっといい環境にしなくてはなりません。「血」は全身に血液や栄養素を配って老廃物を取り除き、ホルモン分泌を調整して内部環境をよくするために働きます。

つまり気血水は相互に関係するひとつのシステムでもあり、このシステムのバランスが取れたときにはじめて、私たちの健康は維持されるのです。気血水のひとつでもバランスが乱れると、病気の兆しが見え始めます。

最近は「気」の乱れが多く見られるようになり、特に自律神経を病む人が多くなりました。私たちの体には、自律神経が密に集まっている部分がいくつかあります。ノドはその中のひとつで、自律神経の異常は特にノドに現れやすくなります。呼吸のときの空気は必ずノドを通り、食べたものもノドを通って消化器に入ります。さらには、鼻から垂れてきた老廃物までもが、ノドを通ります。ノドには空気が通る気管と食べ物が通る食道の分岐点があり、非常に微細な神経の働きでここの交通整理がなされています。いわば駅前の交差点のようなところです。このため「気」が乱れてノドの自律神経に異常が起こると、いろいろな症状、つまり交通渋滞や事故が起こります。その一つが咳なのです。もっと悪化すると誤嚥が起こります。漢方薬で長らく「気」を調節する効果が強いとされてきた半夏厚朴湯には咳などのノドの異常ばかりか、高齢者の誤嚥を防ぐ効果があることが私どもの科学的研究で明らかになりました。

11 パニック障害のナゾ

いつも丁先生のお話にはビックリさせられますけど、最近いちばんビックリしたのは、「パニック障害」の話をされてた時です。

「パニック障害の患者さんは、お腹にガスがたまっていることが多い」

ガスって、おならのことですよね。そうです、と言うんですよ。えーッ⁉ じゃないですか。パニック障害って大変ですよ、本人的には死ぬんじゃないか？ って、ものすごく切迫するらしいですよ。

それ、おならしとけばＯＫ、ですか？ まさかあ、そんなあ、って、私は患者じゃないですけど思いますよね。

いまパニック障害じゃない、患者じゃないと言いましたが、ちょっと前、足が冷える痙る、意味もなく動悸がするっていうような症状のあった頃、ほとんどパニック障害直前っていうような気分の時があった。

なにかについて不安があるっていうよりも、無意味に動悸が激しくなったりすることからの漠然たる不安です。その時そういえば、なんだかむやみにおならが出るなァ、と思ったことがあった。

と思い出した。おならとパニック、まんざら無関係じゃないのかな。とボンヤリ思ってるところで、丁先生の本に、さらにおどろくべきことが書いてあった。

◎体は脳が支配していると思いがちだが、実は本当の司令塔は腸である。

◎腸には「神経伝達物質」のドーパミンやアドレナリン、セロトニンが存在する。

◎セロトニンの九割以上が腸で分泌される。

な、なんだって⁉ でしょう。腸が免疫系の大事な役割をしている、っていうのは、以前、免疫学の多田富雄先生の講義で聞きかじっていましたが、セロトニン、ドーパミン、アドレナリンっていったら、もろ「脳内物質」の「精神系」物質じゃないですか。ドーパミン、セロトニンというのは、私が以前から「快感汁」と呼んでた物質です（勝手に汁にしちゃったんですけどね）。

おもしろいなァ、そんなことがあったのかァ、と思うと、思いあたるふしがいろいろ出てくる。昔から、ハラが据わるとか、ハラが黒いとかハラが立つ、煮える、ハラの虫がおさまらないなんて言いますね。

これは身体感覚をコトバにしたもので、なんとなくそれこそ腑に落ちる表現です。心の場所が「心臓」にあるのか「ハラ」にあるのか、「いやそれは『脳』でしょう」でずっと納得してきたわれわれの科学常識がゆらぎますね。

でも丁先生は、話をされてる時には、いきなりドーパミンだのセロトニンだのと言いません。「ガスがたまってますよ、たいがい」なんて言う。

「ホントンキ病って知ってますか？　ホジキン病ではありませんよ」

え？　ホントン……。

「ほんとんのホンは、奔走の奔、トンは豚です。お腹の中で豚がいきおいよく走っている気のする病気ですね、奔豚気病。奔豚気病には奔豚湯(ほんとんとう)という薬があります」

つい、「ホントンですか？」と言いそうになりました。

丁　昔、中国の南に、豚便所というのがありました。トイレの下が豚小屋になっていて、豚を飼っている。上で用を足したものが下に落ちるか落ちないかってところで、豚が走り寄ってきてこれをキャッチしてゲットするわけです。ヒトの便は未消化の栄養素がまだたくさん残っています。豚にとってはごちそうです。豚は「おいしい、おいしい」って食べて、丸々太って、大きくなったのをまた人間が食べるので究極のリサイクルです。

しかしこれ、用を足している時に、二頭三頭と豚が寄って来て、股間をなめられそうになったりすると、ちょっと怖い。とくに女の人なんかは、これが嫌でトイレに行こうとしただけでドキドキする。トイレに行くのがストレスになる。動悸がしてのぼせてつらい。

二千年ほど前のある診察のとき「動悸がして苦しい」と訴える患者が来ました。「どんな状態なの、どんな気持ちなんですか？」と医者は聞きます。「豚便所に行くときのあの嫌な気分に似ています」と、こう言った。そこで医者はその言葉どおりに病名を「奔豚気」と命名したわけです。

豚が走り寄って来るような感じで腹のガスがドコドコと胸をつき上げ、そして最後は早鐘を打つように動悸がして、のぼせてくる。これを今の言葉で言うとなんですか？「パニック障害」でしょ。ぴったりでしょう。

今の心療内科で言うパニック障害は、みんな動悸がしてのぼせるところだけ問題にしてます。ところが、パニック障害の患者さんに「おなかの様子はどうですか？」と聞くと、「そう言えばガスがたまった時にパニック障害をおこしやすいです。パニック障害のときは、おなかがゴトゴトしている」とみんな言います。

エアロファギアといって、自律神経が過緊張状態になると空気をのみ込んでしまいます。のみ込んだ空気がガスとなり、さらにおなかの自律神経をさかなでするのです。昔の人のほうが症状全体をみています。

奔豚気っていうのは、だから症状の描写としても、なかなか的確なんですが、残念な

奔豚

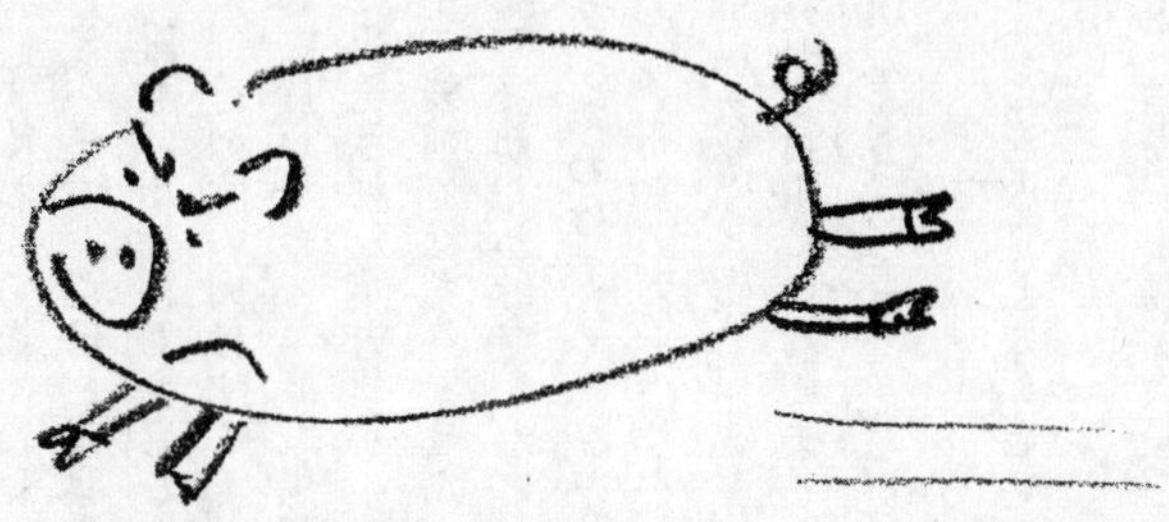

がら「豚便所」というものがいまはないんで、よくわからなくなっちゃった。沖縄の民俗村とかに行くと、豚便所が残っています。だけど、案内の人に豚便所を指して「これは何ですか?」と訊いてみても、誰も、用途がわからない。沖縄では黒豚をそこで飼っていたんですよ。その豚の肉はすごくおいしくて、それで薩摩は琉球を侵略したときに、その豚を薩摩に持ってきて「薩摩黒豚」と言ったんです。えーと、で、その奔豚気病の特効薬として開発された漢方薬が「奔豚湯」です。確実に効くのですが、残念ながら保険薬価のエキス製剤ではありません。

南 じゃあ、そのホントントーがパニック障害に効くわけですか? ほんとうに?

丁 そう、二千年も前からパニック障害はあったわけですよ。しかも治療薬もあった。これを飲んでも別に眠くなるようなこともない。非常によく治ります。

南 奔豚湯には「半夏」という生薬が入っているそうです。半夏は自律神経に効くらしい。そういえば「半夏」については、この前も話題にされてました。

丁 神様がいるとすると、人間を次のレベルにバージョンアップするため改造しようって時に、どこを直すべきでしょうか?
それは、気道です。気管支と気道の部分、ここを改造しないといけない。重大な設計ミスがあるんですよ。
人間は口からものを入れて、食道、胃、十二指腸、小腸、大腸、肛門と一方通行になっています。血管も静脈から肺、心臓、動脈に一方通行です。すべて一方通行なのに、気管支だけは、きれいな空気が入るところと、汚れた空気が出るところ、老廃物のたんが出るところが同じパイプです。

本当はパイプを分けなくちゃいけない。しかもノドでは、さらに食べ物とクロスします。人によっては鼻汁が前に出ないで、後ろに垂れてきてしまって、気管支と食道のところに来る。八ッ叉交叉点みたいです。すごいクロスオーバーで、絶対基本設計の失敗ですよ。

若いときは何とかコントロールできても、歳をとって神経が鈍ると交通整理がつかず誤嚥が生じて、誤嚥性肺炎で死んでいく。誤嚥性肺炎には抗生物質は全く効きません。この四十年間七十歳以上の高齢者の肺炎による死亡率は変化ありません。いくら新しい抗生物質が登場しても誤嚥性肺炎は治りません。

喉頭に「エピグロティス」というフタがあり、食餌をゴクンと飲み込むときに、気管支のほうにパンとフタが閉まる。これがエピグロティス反射です。

その反射は若い人で一秒ですが、歳をとってくるとだんだん延びて、六十歳以上になると二秒以上かかっていることが多い。

パーキンソン病になると、それが十秒以上に延びています。これを早める薬があれば、誤嚥性肺炎を治す薬になります。世界中の人が探しているんです。

南　ないんですか？

Ｔ　それが見つかった。なんと漢方薬です。「半夏厚朴湯」という漢方薬を一週間くらい服用しただけで、それまで十秒かかっていた人が、二、三秒まで回復します。

南　それ六十歳以上で二秒近くになってる人が服用すると、どうなります。ぼくのことですけど。

Ｔ　早くなりますよ、とてもよく効くんです。私の臨床研究グループが見つけたんですけれども、こんな薬は珍しいからアメリカ老人医学会誌に載りましたよ。

南　半夏厚朴湯は今までもそういう処方に使われていた？

Ｔ　いや使われていなかったんですが、そういう新しい効果が発見されたんです。若い人でも「ノドに何かがつかえた」という人がいます。骨がつかえたとか、もちがつかえてるとか、梅の種がつかえてるとか、ここにがんができたらしい、飲み込んだときに違和感があるとかって言う。

こういうのを「梅核気（ばいかくき）」といって、そういう違和感を取る薬というのが二千年前からあった。それが半夏厚朴湯。昔は老人にはほとんど使わなかった。まさに現代的な新しい応用です。

このノドのあたりっていうのは自律神経が多いんです。半夏厚朴湯は自律神経を調節して、フタがしまりやすくなるんです。

半夏厚朴湯というのは非常に役に立つ薬です。奔豚湯の代用にもなります。エキス剤だったらずっと口の中でしゃぶっているといいんです。

南　そのエキス剤を、誤嚥しちゃダメだ（笑）。

そんなわけで、今回は誤嚥とパニック障害の具体的な話でした。私は今六十七歳の前期高齢者です。で、たしかに、日常的にひんぱんにムセます。

食べ物や飲み物ならまだしも、自分のツバを飲み込もうとしてムセるんですよ。若い人に言わせたら、

「なんで⁉」

でしょう。なんでじゃない！　そのエピグロティス反射です。

若いつもりで、不用意にツバを飲み込むからムセちゃうわけです。

俺は、ツバを飲み込むぞ、飲み込むぞ、飲み込むぞ、と集中力を高めて、おもむろに飲み込まなくちゃいけない。

年をとるっていうのはそういうことですね。それから、意味もなく（っていうのは、たとえば、可愛い女のコに想いを寄せて、胸がドキドキするとかいうのじゃなく）妙に動悸がしたとしたら――。

とりあえず、おならをしてみる。ということを教わりました。

気血水が乱れるとは？

丁先生より

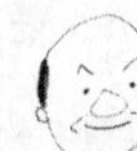

前回は、最新の現代医学の研究成果である神経・免疫・内分泌という概念と、江戸時代からの気血水という漢方の考え方がほぼ一致するということをお話ししました。研究対象は同じ「人間」ですから、生命を観察してわかった概念は、西洋医学であろうと東洋医学であろうと近いものになるのです。

では「梅核気」のお話が出たところで、気血水が乱れることで、どのような症状が現れるのか、代表的なものをご紹介しましょう。

ノドに現れる典型的な気の症状のひとつに「梅核気」があります。ノドに何かしらの違和感を感じる症状です。ノドになにかつかえたような感じがし、なかにはピンポン玉ほどの大きさを感じる人もいます。もし本当にピンポン玉がつかえていたら、それこそ死んでしまいますが、ほかにも魚の骨がつかえている、がんの腫瘍ができたのでは、ノドがやけどしてずっと治らないなど、それぞれさまざまに訴えます。内視鏡で見ても、ノドに何かつかえているのでも、腫瘍ができているわけでもありません。ただ、何もないのにつかえた感じがするのです。

これが実は自律神経の気の典型的な異常症状です。体には外部からの異物の侵入を防ぐ関所がいくつかありますが、ノドはそのひとつです。梅核気には、関所で異常を食い止めるという働きと、体の自律神経の働きをノドで表現するという二つの意味があります。この症状を目安として、漢方では気の異常をみつけ、治療方針を立てていくのです。

水の乱れでは、生体防御系にいろいろな異常が起こります。水とは、その字のまま体内の「水分」でもありますが、リンパ液や細胞間液も水に相当します。これらは血液の一部でもありますが、リンパ液にはリンパ球をはじめとするさまざまな生体防御機能が存在し、外部から侵入する病原体から私たちの体を守っているのです。

5の「丁先生の雑談力」でも少しお話ししましたが、人間の生体防御機能の九五％以上は皮膚や粘膜により担われており、物理的に体内に病原菌が入ってくるのを遮断しています。ところが皮膚や粘膜が乾燥したり、荒れたり、傷ついたり、やけどを負ったりすると、その傷口から病原菌はたちどころに侵入してしまうのです。

逆に皮膚や粘膜がしっかりしていると、病原体が体内に入りにくくなり、残り五％以下である体中の特異的な免疫力が保持されます。健康を保つためには、なるべく皮膚、粘膜で病原菌が入らないように遮断し、体の中の特異的な免疫力は、防ぎきれずに侵入してしまったインフルエンザなどの病原体やがんなどのために余力を残しておくことが重要です。

漢方では、一人の人が持っている免疫力にはキャパシティーがあると考えます。この特異的な免疫力を普段から消耗してしまうと、いざという時に免疫力が足りなくなる可能性もあります。体の中の免疫力は温存し、ここぞという時に使える状態にしておくことが最も望ましいのです。これを免疫貯蓄といい、無駄遣いしないことが大切です。最後は血です。血は、血そのものだけではなく血液中にある成分をすべて含みます。つまり血液の主成分である赤血球や血小板も血ですが、血液中にはホルモンが入っていて体中を巡っています。これらを総じて血というのです。

血の一番重要な働きは、大事な酸素や栄養を組織の末梢まで運ぶことと、末梢でできた老廃物やCO_2を体の外に運搬することです。同時にホルモンや、オータコイドというホルモンと神経伝達物質の中間的性質を持つ生理活性物質も、血液中を巡って体中に運ばれます。

この「巡る」ということがとても重要です。スムーズに巡ることができず、血が滞ってしまった状態を、漢方では瘀血（おけつ）といいます。また、巡るのに必要な血が足りなくなった状態は、血虚（けっきょ）といいます。これらはいろいろな病気につながると考えます。

特に女性の場合、骨盤内臓器に瘀血が起こると、おなかの張りや便秘などの瘀血の症状もさることながら、月経痛や月経不順などの月経異常として現れることが多くなります。気も水も血もスムーズに体内を巡っていることが大切で、これにより健康が維持されているのです。気血水のバランスがとれ円滑に代謝や生理機能が巡っている状態はあたかもコマの回っている様子と同じで一見動いていないようにも見えます。これが健康状態なのです。

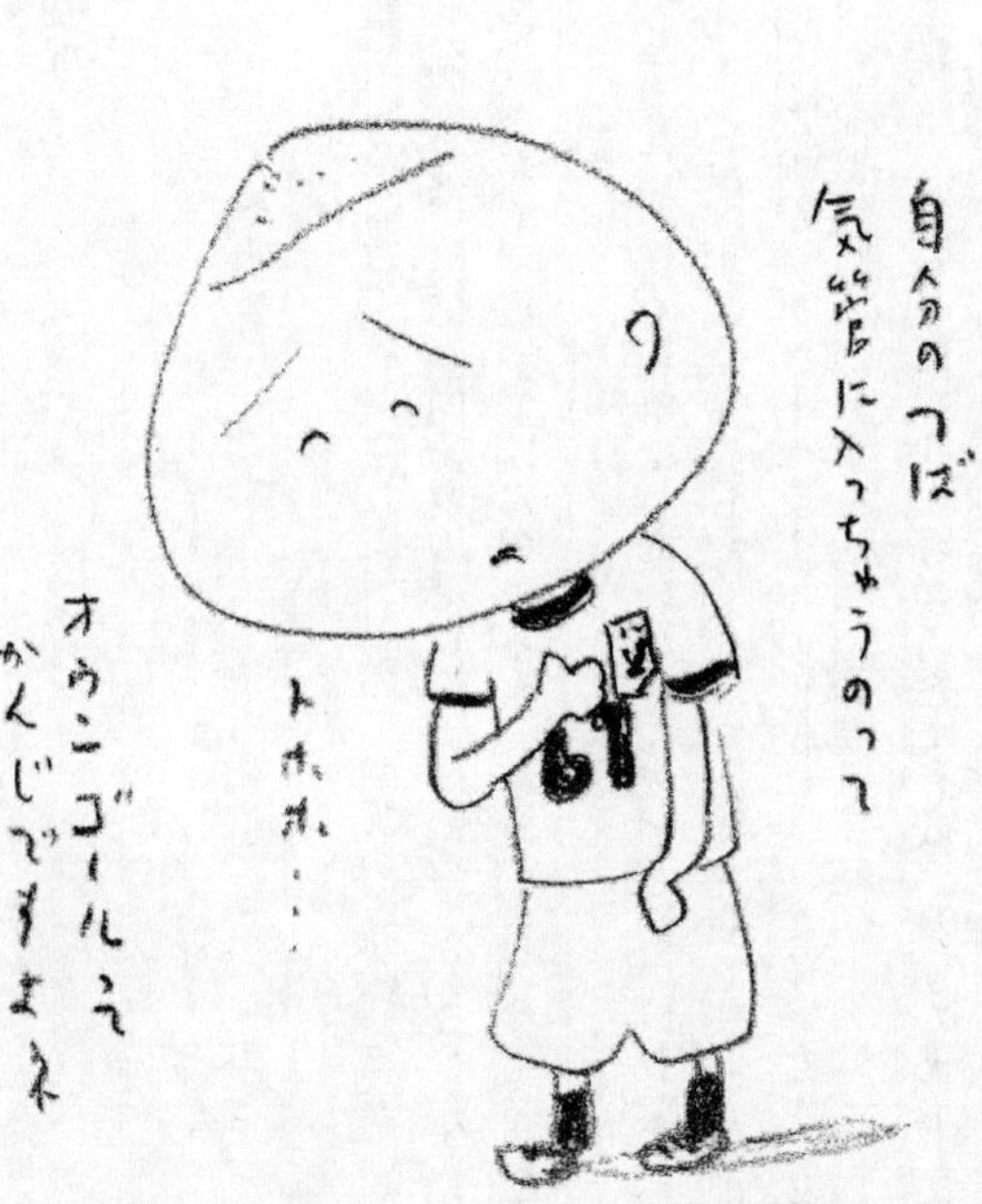
自分のつば
気管に入っちゃうのって
トホホ・・・
オウンゴールって
かんじですよね

12 体にいい食べもの

藤田紘一郎さんの『脳はバカ、腸はかしこい』（三五館）っていう本、タイトルがおもしろいし、前回ちょっと触れた、腸で脳内物質のセロトニンやドーパミンが産生されてるっていう話と重なりそうなんで、買って読んでみると、これがものすごくおもしろかった。

内容をかいつまんで紹介するほど深く理解はしていないけれども、しないけれども、とかくおもしろい！　ということだけすごく発表したくなったんで発表しました。

最近はこうした、体に関する本が、ベストセラー本の上位に入ってくることが多いんですが、私に言わせれば、これは当然のような気がします。

誰でも、もっとも興味を持っているのは、我が身のことで、我が身すなわち「身体」に関することに興味を持つのは当然だと思うからです。もっとも、我が身になんの不調もない若者とか、元気な人ではどうか？

自分のことで考えても、あんまり興味はなかったかもしれない。小学生のころに、人間の体はどうなってるんだろ？　とか、あんまり考えていなかった。

理科室にあった人体模型や、保健室にかかっていた解剖図みたいなものは、単に気持ちわるくておもしろい、くらいにしか思っていなかった。

体のことを対象化するって、やっぱりなにか不調のあるときなんだろう。年が寄ってきて、やれ足が冷えるの、動悸がするの、目まいがあるの、とアチコチにそのように意識せざるを得ないような不都合がおこってきてはじめて、私は「身体」というのを意識しだしたのかもしれない。

これはもう、かれこれ十年は前のことだけれども、私は当時「胃が痛い」ということが本当の意味でわかっていなかった。だから、ツマが「胃が痛い」とか言うと、

「うんこした？」

と聞くのでバカにされていたのだった。私は胃が痛いというのと「おなかが痛い」というのの区別がついていなかったのだ。

ところがその頃、時々、徹夜仕事などした朝に、みぞおちのあたりがものすごく痛くなることがしばしばあった。尋常でない痛さなので生きものとしてさまざまに工夫した。いろんな姿勢をとってみたり、痛いところを叩いてみたり、さすってみたり、そうこうするうち、ぬるま湯を飲む、というのが、この「原因不明の奇病」に対処するのに、もっとも即効があるのに気がついた。

今思えば、これはおそらく胃酸が噴門をこえて食道に逆流したことによる痛みであって、胃痛を知っている人にとっては、即座に分かる痛みの原因だろう。

「オレさァ、ときどきこのみぞおちの辺りに、激痛があったりするんだけど、なんか深刻な病気ってことはないかな？」

とたまらず打ち明けるとツマが、

「そこが胃だ！」

と教えてくれたのだった。一人前に胃も痛くなるようになったころから、そういえば私は、人体や病気に興味を持つようになったのである。

人間だったら人体に興味を持つのが当然であろう、と偉そうに断言したが、そんなわけだから前言は撤回する。

だからまァ、「何らかの不都合を体験した人体は人体に興味を持つ」と言い替えよう。健康本や人体のしくみに関する本、免疫力をつける本の類が、大いに売れるのは、それだけ不調を感じる人体が多くなったということだろう。

免疫学の成果があらわれるようになってから、いままで原因不明だったり、治療法の分からなかった病気や、人体のしくみについていろいろと分かってきている。これがとてもおもしろいのだ。

漢方医学のおもしろいのは、いままで非科学的な、おまじないのように見えていたことが最先端の免疫学と符合してきたり、むしろ科学が後づけの説明になっていたりするところだろう。

漢方では理屈づけより治療が優先する、その治療のための観察や経験のつみかさねが、重んじられる。観察や経験のつみかさねが治療実績を生む。観察や経験で見定められたことをズバリと言う。このズバリなところがおもしろい。

たとえば「昭和四十年代から、牛乳が普及した。みんなが冷たい牛乳をたくさん飲めるようになったことで増えた病気というものがある」「牛乳の摂り過ぎは未病である」とズバリと丁先生が言います。

われわれくらいの世代にとって、牛乳というのは健康の象徴です。えーッ‼　と思う。

丁　でもこれは、言い方に気をつけないといけない。酪農家を批難するとか誹謗中傷することになっちゃいけない。

しかもこれはまだ、科学的に証明されたわけじゃない。が、現象論的にはかなり疑ったほうがいいんじゃないか、ということなんです。

昭和四十年（一九六五）は日本のそれまでの病気とその後の病気が全く変わってくるターニングポイントです。

例えば乳がんというのは昔はそんなになかった。華岡青洲が乳がんの手術をしたという記述がありますから、当時から乳がんはあったけれども、きわめて珍しい難病でした。今はすごいですよ、アメリカ人は女性の七〜八人に一人は乳がんになる。日本人は十四人のうち一人ぐらいです。

これが昭和四十年頃を境にして増えてるんです。日本ではいろんな病気が昭和四十年を境に変わった。がんはそれまで胃がんが最も多かったんですが、乳がん、大腸がんが増えて胃がんが減ってきた。

一番食生活に関係があるのは胃腸の病気です。潰瘍性大腸炎や、やはり炎症性腸疾患であるクローン病、こういう病気も昭和四十年以前はほとんどなかった。それが昭和四十年頃を境に激増します。

日本人の体やDNAが突然変わるということはありませんから、生活習慣が変わったか、食べ物が変わったかです。

南　それは我々には実感がありますね。一九六五年っていったら東京オリンピックの次の年ですよ、あのころ食生活だけでなく、いろんなものがガラッと変わりました。

丁　特に変わったのが食生活です、冷蔵庫が普及して冷たいものが自由に食べられるようになった。そうしてふんだんに乳製品が食べられるようになります。

それまで牛乳は牛乳屋さんに行かないと買えなかった。牛乳瓶が紙パックにかわって、大きなパックで冷蔵庫に保管できるようになった。

牛乳(ぎゅうにゅう)は滋養満点(じようまんてん)だァ

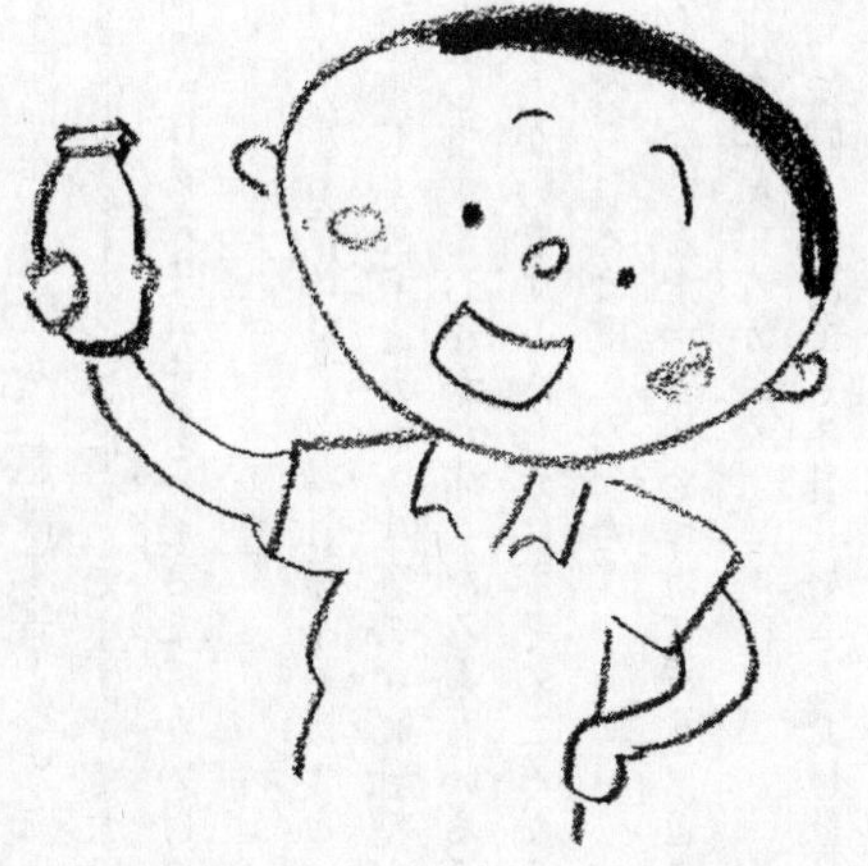

南　つまり牛乳が……。

丁　いや、ここは微妙なんです。酪農家に喧嘩を売るとか、風評被害ということになっちゃいけない。ですからこれはマスコミではタブーの一つになってます。ですけど、ちょっとは言わないとまずい。だからまあ、「冷えた牛乳を飲み過ぎたのがいけないんじゃないか？」くらいに……。

牛乳というのは小さいときから飲みつけてないといけない。「乳糖不耐性」という体質が日本人には結構多くて、牛乳を飲むと下痢しちゃうとかね。牛乳の中に乳糖というのが入っていて、これが代謝できないと下痢します。おなかが痛くなる人もいる。よく「牛乳ではなく肉があやしい」と言う人がいます。たしかに、そのころから肉の関税が下がってアメリカンビーフが自由に食べられるようになった。いまだにベジタリアンの人たちは「肉がいけないんだ」と決めつけてます。ところが韓国や台湾は昔から肉食ですが、腸の炎症性の病気はなかった。

ところが、やはり二十年ちょっと前から、韓国、台湾でも牛乳を好きなだけ飲めるようになったんですが、同じように乳がん、炎症性腸疾患が、ぱっと増えて日本の後追いをするようになった。

もちろん、これは科学的に証明されたわけじゃないので、牛乳をマウスに飲ませて……っていう実験をしたわけじゃない。しかし現象論的には、かなり疑ったほうがいい。

君子危うきに近寄らずという意味合いでは、あまり牛乳のがぶ飲みは良くない。少なくとも一回沸かしてから飲みましょうと、これくらいが穏当ですかね。

南　まァ、本来、牛乳って牛の仔だって温かいの飲んでるわけですしねえ。

丁　異種タンパクも熱をかければ変成しますから、一回沸かすか発酵させてヨーグルトにする。炎症性腸疾患もこれで減らせるのではないか。姉妹に乳がんの人がいるとか、乳がんに一度なったことがあるっていう人は乳製品の過食には気をつけたほうがいい。

もうひとつ、昭和四十年頃を境に、日本人が急激に食べるようになったものがあります。チョコレートです。このチョコレートのなかにはミルクも入っているけれども、カカオ豆、これの摂取量が飛躍的に伸びた。

南　我々の子どもの頃には、チョコレートは年二回、運動会の日と遠足の日だけです。そう、しかも百円以内！

丁　これで何が起きたかというと、いろいろあるんですが、中でも一番がアトピーなどのアレルギー性疾患一般です。昭和四十年代から徐々に増えてきて、立ち上がりは乳がんよりずっと遅いけれども、五十年代に急激に増えました。

南　そうですね。我々が子どもの頃に、アトピーなんて聞いたこともないですよ。

丁　なかった。「しらくも頭」はいっぱいいたけどね。シラミとかああいう皮膚の寄生虫疾患で、掻くもんだから頭がやたらに白っぽくなっちゃってね、この頭も白いですが……。

南　先生、なんですか。ぼくは違いますよ、これは「しらくも」頭じゃない。「しらが」です！

青っぱなたらしてる子が、いなくなったって、これもよく同世代で話すと出てくる話ですね。

丁　栄養状態が良くなって、そういう鼻の感染症が減ってきた。それに替わってアトピーが増えてきます。

私が医学部に入った昭和四十一年です。教授が「きょうはとてもめずらしい患者さんが入ったから、予定を変更してその病気についてやりましょう。恐らく、君たちが医者を一生やっている間に十人も見られない。一人か二人だろう」って、それが潰瘍性大腸炎だったんです。今はいくらでもいる。

炎症がひどくなると腸に穴があくし、がんになったりする病気です。この潰瘍性大腸炎も、私は増悪因子としてチョコレートがあると思う。それも上等のチョコレート、外国製の本格的な、高いチョコレートです。

チョコレートはカカオ豆から作られます。豆というのは植物の子孫だから植物にとって大事なものです。それをやたらに食べられちゃマズイわけだから、二重三重に防御機制がかけられているんです。

食用の豆というのは人工的に作ったもので改良されてる。カカオみたいな、本来天然のものは気をつけないといけない。「天然のものは怖い」。これは漢方では昔から言われていることです。つまりチョコレートなど豆類の食べ過ぎも未病といえます。

丁先生より

未病とはなにか？

漢方には「未病」という独特の健康概念があります。「健康から病気へ向かっている動的状態」を指す言葉です。まだ病気には至っていませんが、すでに健康な状態ではなく、そのまま放置してしまうと必ず病気に進行してしまいます。

「健康」を火事になる前、「病気」を燃え広がった火事にたとえると、「未病」はまさにボヤの状態です。火事になれば消火のために大量の水が必要になりますが、ボヤの段階ならば、火元をみきわめればコップ一杯の水で消火することができます。つまりいかなる疾患も未病の段階で察知して治療をすれば、病気に進行することもなく、薬も最小限の使用ですみます。

中国の古典である『黄帝内経』でも「未病を捉えて治すことができる人が医療者として最高人である」と書かれております。未病の治療は漢方の得意とする分野であり、これに勝る治療法はないといっても過言でないでしょう。

未病の症状は非常に多種多様。頭痛やめまい、不眠や肩こりなどの不定愁訴、脂質異常や高血圧、高血糖などの生活の不摂生による生活習慣病予備軍、花粉症やアトピー性皮膚炎、食物アレルギーなどのアレルギー性疾患、ストレスによる下痢や便秘、頭痛、冷え症、抑うつ感やイライラ、食欲不振など精神の不安定感などに加え、親から受け継いだ遺伝的な疾患やもともとの体質や気質による疾患も未病の一種です。

未病が進行して病気に至るまでには、二段階があります。まず、偏った食事や運動不足、ストレスなど、健康的でない生活習慣そのものが、未病の第一段階です。特に食習慣が未病の引き金になっています。過度の糖分や冷えたもの、過食や塩分の摂り過ぎはもちろんいけません。

しかし、これらより不規則な食生活の方が体にはより負担となるのです。この時点で生活習慣を改善すれば、心身に異常が現れることはありません。ところがそのままにしてしまうと、第二段階である肥満や高血糖、高血圧、高脂血症などの生活習慣病予備軍的な症状が現れ始め、次第に症状が悪化すると本格的な生活習慣病に進行してしまうのです。

　また、未病は、症状の現れ方や種類から、大きく四つに分けられます。

①検査値に異常が見られないが、自覚症状がある未病
②自覚症状はないが、検査値に異常がある未病
③医学的には治療を終えたが、完治した感じがしない未病
④医学的には治療を終えたが、再発の可能性が残る未病

　①は東洋医学的な未病です。頭痛やめまい、冷えなどの自覚症状に日々悩まされているものの検査値には異常が現れないため、西洋医学の病院では病気として扱ってもらえません。体調の変化をキャッチするセンサーの感度のよい虚証の人によく見られる未病で、ドクターショッピングの原因にもなります。

　逆に②は西洋医学的な未病です。血糖値や血圧が高いのですが、本人に自覚症状がないために治療が行われません。体力に自信があり、センサーの鈍い実証の人によく見られる未病で、ついついそのまま放置されてしまい、自覚症状が現れたときにはすでに重症化しているということも少なくありません。

　また、③と④は非常に新しい未病の概念です。③のように、日帰り手術を受け病気の治療が終わったにもかかわらず、糸はまだとれていないため患者自身に完治した実感が

ない場合や、④のようにいったんはがんの手術が成功したけれど、取り残しがある可能性が残っていたり、ひょっとしたら再発や転移の可能性がある場合。この場合も現代では未病の一種としてとらえられるようになりました。

未病の概念も、医学の進歩とともに変化するものなのです。

標準的な治療を重視する西洋医学の普及に伴い、漢方医学の未病の概念は医師の間で忘れられかけた時期もありました。

しかし近年、西洋医学でも個を重視したテーラーメイド医療が主流になろうとしています。一人ひとりの病気の原因を丁寧に探り、未病のうちに治すことは、今まさに時代の最先端になろうとしているのです。

未病の時期は医療機関にたよらなくとも自分で対応できます。薬を使わずとも十分な休養や食事に注意するだけでも大病をまぬがれることができます。また自分の体調・体質を知っておけば、ちょっとした風邪や胃腸障害に対しては薬局の薬や、常備薬で対応できます。これらをセルフメディケーションともいいます。一般的クリニックの外来患者の半数以上が実は未病の範囲ともいわれています。セルフメディケーションで治る時期でも医療機関におしかけるのは健康の責任を自分でとらず、丸投げしているといわれてもしかたがありません。

このように、未病の概念が広く行き渡れば医療費も削減され、懸案課題となっている医療費膨張の解決にも一筋の光明となることでしょう。これからの日本の医療を救うのは、古くて新しい未病の概念にあるといえるでしょう。

13　漢方と中医学は違う？

ケチの男、靴下をはかずに人の家に行き、犬に脛（すね）を食いつかれた。ひどく痛いので触ってみると血が出ていたが、

「やれやれ、靴下をはいていないでよかった、あぶなく大損をするところだった」

これ、中国の笑い話です。極端なケチを笑うってのがこの話の肝（きも）ですが、実はこの笑い話に私は「感心」してしまったんです。

つまり、犬に嚙まれて破けた皮膚も、しばらくすると元通りになる。っていう当たり前なことに、いまさらのように気がついて感心した。

誰だって、転んですりむいた膝小僧のスリ傷が、やがてカサブタでふさがって、そのうちそのカサブタもはがれると、元通りになっているのを経験してます。

舌かんじゃって、鏡で見ると「コワイようなこと」になってるので、ビックリ！するけど、そのうちなんだか、別に痛くもなくなっていて、もういちど鏡を見ると、すっかり治ってる、なんてことも経験してるんです。

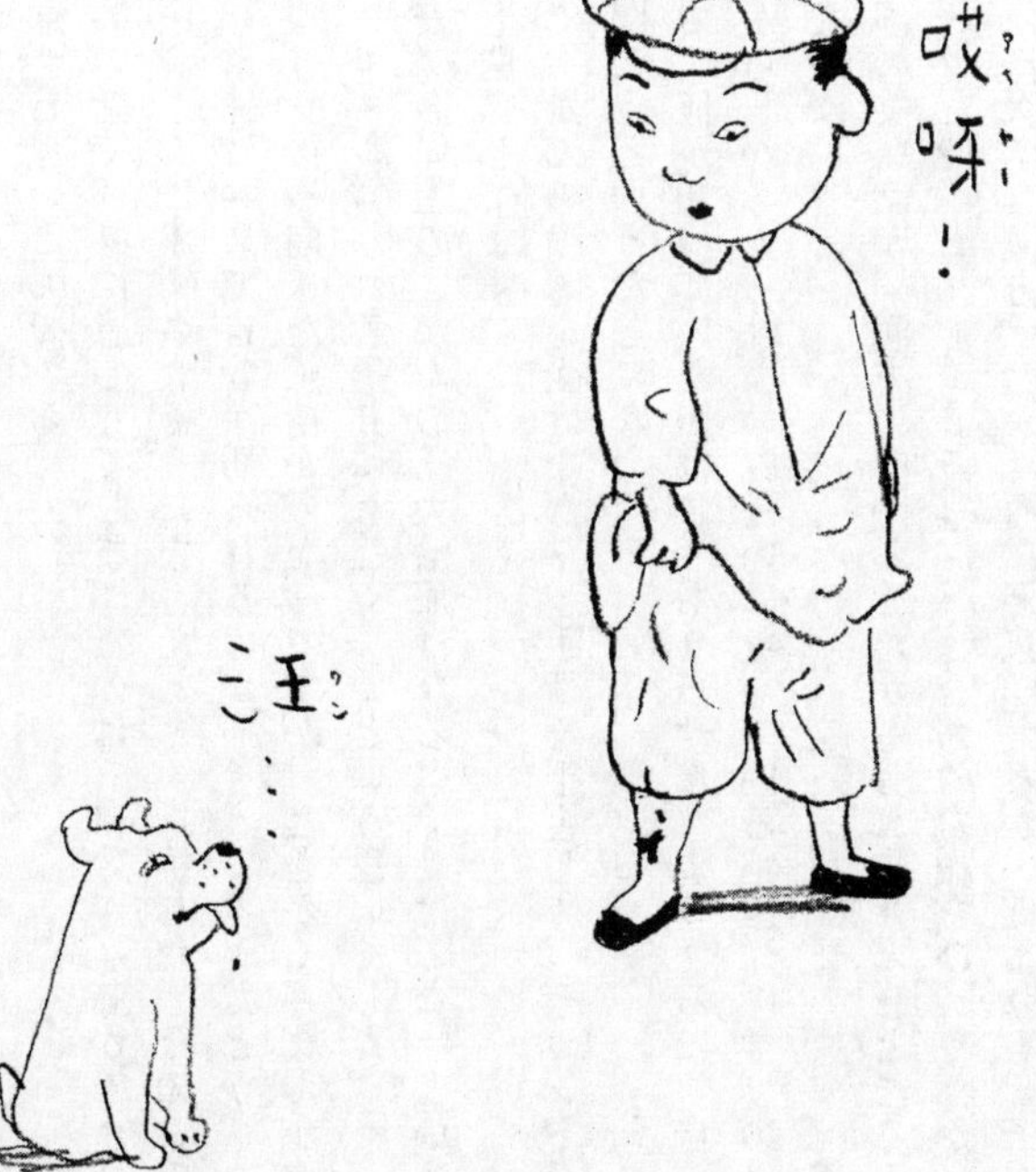
哎呀!!
汪…

でも、なんだか近頃は、怪我や病気は病院に行って、お医者さんに治してもらうもの、と「それが普通」と思いこんでいる。

私が中国の笑い話で、妙に感心してしまったのは、自分が「肺がん」を疑われて、すぐにでも、お医者さんに手術されそうになったとき「抵抗した」そのころでした。

この抵抗は、単純にメスで自分が切られるのが痛そうでイヤだとか、コワイとかって、そういうまるっきり後ろ向きな感情からなんですが、ともかく、なんか違う方法にしたい、このままズルズル言われる通りにしたくないという思いでした。

たまたま、安保徹先生の「がんの三大治療はなるべく受けるな」という主旨の本を読んでいたことも関係してます。

そんなわけで、がんの検診を受けながら、手術を拒否して、セカンドオピニオンを、漢方の先生に聞こうということになった。

漢方について、何か知っていたわけじゃありません。ようするに、自分がその中にあって、その中からしか考えられないみたいになっている「西洋医学」の外側に出てみたかったのじゃないか。

あるいは中国の笑い話が、漢方に向かわせたかもしれません。ところが、丁先生の話は、そんなこっちの構えより、もっと派手に、こっちの常識をひっくりかえすものでした。

なにしろ「西洋医学と漢方」とか「西洋と東洋」とかいうよりも、そもそもが「漢方と中医学は違いますよ」という耳を疑うようなコトバで始まったんですよ。

「みんな混同してますが」

え⁉ ち、ちがうんですか?

J　Mac と Windows のコンピュータくらいに違う。原理は似ているところがあるかもしれませんが、使用するコンピュータ言語も操作方法も違う。少しは互換性がある部分もありますが、ない部分もたくさんあるという感じです。

現代の中医学をやっている人たちは、中医学は中国四千年の歴史の延長にあると思ってますが、実は日本の漢方より新しいところもある。

中国には六十以上の民族がいて、いろいろな伝統医学があり、地域地域でそれぞれ違ってます。中国共産党が蔣介石を追い出し中国国内を統一したときに、蔣介石を支持したブルジョアの医者には実は中医も多くて、中国共産党を支持した人にはわりあい西洋医が多かった。

中国革命の父といわれる孫文もそもそも西洋医学の産婦人科の医者でした。ですから、西洋医学と中医の人というのは政治的な色分けが、かなりできていたともいわれます。台湾に逃げずに大陸にとどまった中医の人たちは、次は自分たちが粛清されるんじゃないかということで、すごく焦って、生き残るために、マルクスの弁証法に近づけて、それまでさまざまだった伝統医療の論理を弁証法などを参考にして再編成して、今の中医学をつくったともいわれている。そうして共産党に「これでどうでしょうか」と提出した。

「これはマルクス・レーニン主義とも一致している。これでいくなら君たちは仕事をしていい」と、党が認めた。これが今の新中医学の出発の一つです。このプロセスを中医学をやっている人は意外に知りません。今の中医学は非常に政治的な過程で生まれた部分もあるものなんです。

日本の漢方は、もちろん中国から伝わってきていますが、中国の揚子江の南のほうで行われていた医学に比較的類似していて、それを日本人の病気と日本の風土に合わせて改変しました。

なぜ中国の揚子江の南のほうかというと、アジアのモンスーン地帯で、稲作中心で日本と気候風土がよく似ている。その辺で採れる生薬も大体日本でも採れる。病気も似ている。ですから、その辺でできた医学を日本に導入すると、それほど矛盾なく実用的にやれるわけです。ところが、中国の北のほうは砂漠地帯で、病気も全く違うし風土も違っていて、あまり参考になりません。

そういうことがわかったので、日本は伝統的に揚子江の南の医学を、ずっと発展させてきました。そういうわけで、戦後になってから、漢方と中医学は相当距離が出来たんですね。

中国共産党の立場からは、国威発揚の意味もありますから、中医学で使う生薬の数も多くしました。日本の薬局方（薬事法第四十一条による医薬品の規格基準書）では大体百種類ぐらいの生薬を頻用します。それプラス珍しいものを入れても二百種類ぐらいしか使いません。

中国では最初の薬局方が三千種類の生薬をリストに挙げた。とにかくでかいことはいいことだ、数が多いのはいいことだっていうことで、その中には毒草もいっぱい入っています。それがだんだんばれてきて、今では千種類ぐらいまで絞ってきた。今後は、もっと絞り込むと思います。

一九九〇〜九二年ですがヨーロッパで「チャイニーズ・ハーブ・ネフロパシー」というのが問題になった。ネフロパシーというのは腎臓病です。ベルギーを中心として若い女性が急性腎不全になって次々と病院に担ぎ込まれた。

その人たちに共通していたのが、中国製のいわゆるヤセ薬を飲んでいたことです。調べると明らかに毒草が入っている。ひどい腎不全で透析を受ける羽目になったという人もいた。

中国政府は「だれか間違って入れたんだろう」と言いましたが、どうも間違ったのではなくてわざと入れたんです。それを入れると、毒草ですから体力が消耗して痩せるのです。

腎不全で透析を受けなければならなくなった人は何十人と出ましたが、そのほとんどが腎臓と尿路系のがんになって、死んだ人も出ました。以後ヨーロッパでは、中国からそういうハーブ、漢方薬のたぐいの輸入を一切禁止しました。実は同じ腎臓がんは中国製の漢方薬を飲んだ人に日本でも見つかっています。中国でも売られていた薬ですから中国本土も腎臓病や腎がんになった人がいるはずです。一切発表されていません。

中国政府は、それを「偶然混ざったものでしょう」と全然謝罪しない。それどころか、その毒草は他の国でも生えているんだから、「チャイニーズ・ハーブ・ネフロパシー」という命名はけしからん。中国という特定の国名を入れるのはおかしい、と正式に申し入れ病名を生薬由来間質性腎炎に変えさせたというんですよ。

中国人と外国人がケンカしているので、なぜケンカをしてるんだとその理由を中国人にきくと「殴ったら相手の人が殴り返してきたんですよ、だからケンカになったんです。けしからんやつだ」という笑い話があります（笑）。

南　先ほど先生のご説明にあった、弁証法ってのは、つまり科学的な合理性という意味なんですか？

丁　昔からあった弁証（論治）というのは、昔からある中医学の理論で、たとえば五臓六腑とか陰陽五行というものを取り入れて〝弁証〟して、理論体系をつくったものです。これが用語上も弁証法に合致する面があります。

南　え? じゃあ科学的な……。

丁　ものではない。全く違う、単なる論理としては整合性がある。だから、西洋医学と中医学は一緒にやりようがない。中医学の理論には、隙間がありません。ですから西洋医学が入りにくいのです。

例えば、肝炎の人がいると、訴えと症状を分析して中医学的原因と各臓腑の異常を推察します。さらに弁証して、五行説で肝と腎は相互の関係にあるから処方はこういうふうにしましょうとなる。

ところが日本の漢方は、わからないところはあいまいなブラックボックスとして残しながら、訴えと症状から処方を決めます。ときには西洋医学的にも考えながら、薬は漢方でということが平気でできます。

南　ってことは、科学的な合理主義でもって自国の伝統医学を見直してって、そういうんじゃないんですか? 中医学って。

丁　共産党政権下で自分たち中医が生き残るためとも考えられます。中医の若い先生とそういう話をしても「ウソでしょう」という人が多いのです。

中国共産党としても、中医を全部なくすつもりではなかったけれども、西洋医学中心でやろうと思っていた。それどころか当初は命を預けるのに中国人の医師よりも、外国から来た医者を信頼していました。日本人の医者も活躍しました。一番有名なのはベチューンというカナダ人の医者ですが、そのほか外国人の医師団が抗日戦争でも国内戦でも活躍してました。

金正日も同じでした。自分の国の医者を信じていない。フランスや、あちこちから連れてきて治療させてます。独裁者のさがで、自国人の医者は信用できない。

共産党は統一後、西洋医学で一本化しようと思っていたけれども、中国には西洋医学の医者がほとんどいない。三十万とも言われていた中医はいる。衛生行政のためにはこれをリフォームして使うしかない。

しかし「こいつらは、もともとは国民党が多かった。どうしようか」と言っているときに、中医が自主的に「弁証論治でこういうふうにやります、これからは中国共産党に協力します」と言ってきた。それで事なきを得たわけです。

しかし、すぐには中医を優遇はしなかった。優遇しだしたのには、日本がかなり影響しています。漢方薬の材料というのは、かつてもレアアースと同じで八割以上が中国に依存してます。日本が漢方薬をいっぱい買ってくれる。当時、産業のなかった中国の格好の輸出産業でした。

中国共産党が中医を敵視していることが一番よくわかったのは、文化大革命の時です。文化大革命では「文化人」というだけで処罰の対象ですから、西洋医学を外国で修めた医者たちはインテリで、処罰の対象になる。この処罰というのが、「西洋医を中医にさせる」だったんです。つまり中医の社会的地位が低いことが明確になったのです。
もともと西洋医で中医にさせられた何千人という医者は、文化大革命が終わったときに「中西医合作」ということが言われ出した。つまり、もともと西洋医だった医者を、中医のままにしておくのはもったいない、ということなんです。中西医合作により文化大革命のあと徐々に中医の社会的地位は上がっていくのです。しかし、中国ではいまだ中医より西洋医の方が上と考えられています。給料も中医は安いのです。文化大革命のあと多くの中西医合作の医者が来日し日本で研修をしていきました。その際に中国共産党の初期の貴重な医療政策情報をもたらしました。この間の情報は日本の方がくわしいかもしれません。

南　いやー、おもしろいですねえ。全くの初耳ですよ！
日本に伝わっているニュースとは全然違いますが、これが実態です。

丁先生より 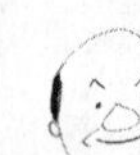 漢方とアーユルヴェーダ

中国では、近代に入り、中医学が再編成されました。そのため、論理的には整合性がとれてすっきりしたのです。しかし日本に伝わった時とはかなり異なる体系になりました。したがって漢方医学は日本特有の伝統医学といえます。また、世界の国々にもその国特有の伝統医学が存在しています。

主に「現代医学」というと西洋医学を指しますが、その西洋医学でさえ、基となった伝統医学があるのです。この西洋医学のルーツをずっとたどっていくと、原点はエジプトやギリシャにたどり着きます。おもしろいことにギリシャやエジプトの医学は、一度アラビアに伝わり、中世までアラビアで発達して体系づけられた医学なのです。その後ルネッサンスの時代にアラビア語からラテン語に訳され、ヨーロッパに里帰りし、西洋医学の基となりました。現代医学も、そのような複雑な歴史をたどって発達してきたのです。

もちろん日本の漢方医学のルーツは、中国医学にあります。朝鮮半島を経由して中国から伝来し、日本で独自の発展を遂げました。では、その中国医学のルーツはどこにあるのでしょうか。

かつての中国は世界でも有数の強大な国家でした。その影響で中国の伝統医学には、世界中の医学が流れ込んでいます。その中でも一番大きな幹となったのはインド医学です。仏教を始めとするいろいろな文化がインドから中国にもたらされ、その時に医学も伝わったと考えられます。韓国やベトナム、チベット、モンゴルなどの国々は、漢方医学の親戚ともいえる、もともと中国にルーツのある伝統医学を保存しています。

インドの伝統医学である「アーユルヴェーダ」は現代でも根強い支持を得ていますし、ヨーロッパの西洋医学の基となったアラビア医学は現在「ユナニ医学」という名前でいまだにアラビアの国々で行われています。また、ドイツなどEUの国々には植物を使った独特の治療法があり、俗にハーブと言われる植物を用いた治療薬は、古くからヨーロッパに伝わる伝統医療の一種です。アフリカやアメリカにももちろんおもしろい伝統医学があります。アメリカではネイティブアメリカンが、日本の漢方にも似た生薬を駆使した治療法を行っていたという記録が残っていますが、残念ながらその療法のほとんどは、現在では失われてしまいました。

一見すると世界中の伝統医学は別々のように思えますが、実は、人間の体の理解については非常に良く似た思想を持っています。これは「液性病理学」と言われます。つまり、人間にはいくつかの要素（システム）があり、それらが互いに補完しながら恒常性を保っていると考えるのが伝統医学独特の考え方で、漢方では気血水に相当します。

現代医学である近代西洋医学は、人間の体を遺伝子レベルまで分析・解析していますが、その対極にあるのが伝統医学といえるでしょう。伝統医学は前時代的な古い概念と思われるかもしれませんが、「人間全体を眺める」という捉え方は今でも臨床医学の現場ではとても意義があり、現代医学の成果と組み合わせて医療を発展させていくことが重要なのです。

14 ニーチェと平賀源内

記憶というのは、頭の中に漢方薬の引き出しみたいなのがあって、ファイルされているわけじゃないらしい。脳ミソの神経がつながる、そのつながり方のルートとか、回路みたいなものの中にあるらしいのだ。

丁先生の頭には、いろいろさまざま、厖大な知識がつまっているのだが、話の糸口がちょっと違えば、その時々にさまざまに違った話題になる。連想の連鎖のはじまり方が違っても違ってくるし、おなじであっても違ってくる。

「先生、あの梅毒の話でもりあがったのってどんな流れでしたっけねえ」という私も先生も同い年の六十七歳だ。おたがい、さっぱりわすれている。

たしか、あれは私が龍馬になってみた時なんじゃなかったのかな。ヘアスタイルがなかなか似ないのはどうしてなのか、と思ったら、坂本龍馬はかなり若ハゲなんだけど、ハゲ方がちょっと変則的だ。額も後退はしているけれども、鬢（びん）のあたりがかなり抜けている。

「梅毒の第二期から三期になると、その辺の毛が抜けます」と、たしか先生がおっしゃった。えぇーッ⁉ 坂本龍馬、梅毒ですか⁉ ええ、当時は梅毒はそんなにめずらしくはありません。

先生はひとがおどろくの大好物ですからね。がぜん勢いがついてきます。

T 平賀源内も脳梅毒と思われます。突然、幻覚があって知人を斬りつけた。発狂したということになってますが脳梅毒でしょう。入牢して、すぐ死んでしまった。拷問を受けたわけでもないのにです。

ヨーロッパでも作曲家、詩人、画家、作家、素晴らしい業績を残した、脳梅毒の患者さんがたくさんいます。

南 患者さんていうのいいですね、なんだか可笑(おか)しい。たしかにそうなんだけど。

T 梅毒が脳にくると、最後は廃人になりますが、その前に一時的にハイになる人がいる。そうすると天才的なアイデアが浮かぶんです。もちろんそれまでにきちんとした知識、経験の蓄積があってのことですが。素晴らしいメロディ、とんでもない詩句、考えられないようなイメージを作り出す。

ゴッホ、モネ、オスカー・ワイルド、ボードレール、ベートーベン、シューベルト、ニーチェなんかも患者さんです。

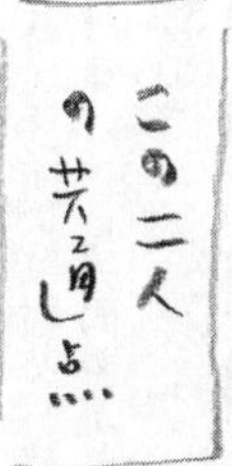
この二人の共通点…

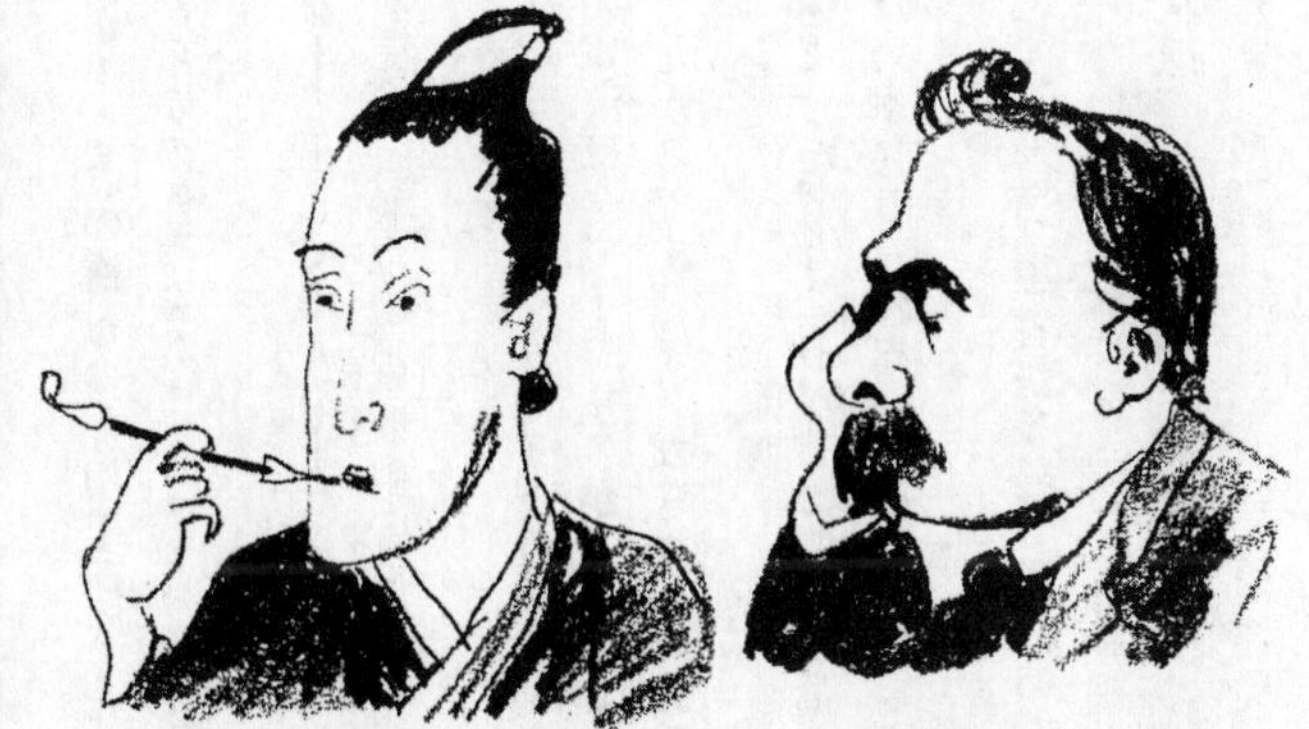
H.GEN-NAI
Nietzsche

南　先生、オールスターじゃないすか！　その梅毒の作用を研究して、天才になる薬、できませんか？　菌が脳の回路になんらかの作用をしているわけですよね。そこをうまいこと利用して……。

「梅毒が文化をつくった」説みたいな本て出してる人いませんか？

丁　それはいませんね。バルチック艦隊の日本海海戦敗戦の原因が梅毒だった説というのはあります。

バルチック艦隊がロシアのサンクトペテルブルクからアフリカの喜望峰を回って日本へ向かってくるわけですが、その間の軍港は全てイギリスが押さえているので、どこにも立ち寄れない。日英同盟がきいていたからです。マダガスカルにある港はフランス領なので寄港できた。

水と食糧を補って、その間水兵を休ませた。ところがそこに、梅毒の巣窟みたいなところがあって、長旅の疲れをいやすため水兵さんはみんなそこへ行ったんですよ。

南　梅毒も補給した（笑）。

丁　そうです、マラッカ海峡を過ぎたころに、患者が多発した。あちこちにブツブツができて体はだるくて使いものにならない。日本海に来たころは戦艦どころか病院船みたいだったらしい。大砲がうてない状態。

南　先生、いろんなこと知ってますねえ（笑）。

丁 今の話は日本には、あまり名誉な話じゃない。日露戦争の一番の功労者はマダガスカルの売春婦だったってことになっちゃう。まァそういう説があるということです。

南 ところで先生、漢方の話もしないといけない。梅毒というのも、コロンブスがアメリカの方まで出張っていかなかったら、ヨーロッパには入ってこなかったわけですけど、最近なら、たとえばエイズみたいな、まったく新しい病気が出てきた時、漢方はこれにどう対処してきたんでしょう?

丁 梅毒はコロンブスの一行がアメリカ大陸に到達したときに感染した船乗りによって、原住民の病気がヨーロッパにもたらされたことになっていますが、確固たる証拠はありません。でも、時期がほとんど一致するので、サンサルバドル島やその辺りの風土病だったごく軽い皮膚病が、なぜかヨーロッパに伝播する間に、すごく強烈な病気になって、全身病になったのではないかという説があります。

ヨーロッパにコロンブスの一行が帰航して、梅毒は最初はスペインのバルセロナとかその辺に広まりました。船乗りたちはあちこちに行きますからその行く先々で広まって、日本に梅毒が到達したという明らかな証拠が出るまでに二十年かかっていません。でも、まだそのときにはヨーロッパ人は、日本に到達していない。菌が「一足お先に」と来てしまった。恐らく菌は、ヨーロッパからアラビア人にまずうつって、アラビア人がインドに持っていった。インドから中国に行って、中国から日本に来た。

梅毒というのは、うつされた人がうつした人たちの出身地を病名にします。だからヨーロッパでは最初「スペイン病」と言ったのが、「イタリア病」になり「フランス病」になり、うつした連中の国名を病名にした。だから、日本に到達したときには、最初、中国や沖縄から来たというんで「唐瘡（とうかさ）」「琉球瘡」といいました。そんなんで、名前から伝播経路がわかります。

沖縄は当時、中国大陸と活発な交易をしていました。薩摩藩が琉球を支配していましたから、薩摩をとおして、九州からずっと、江戸までできてしまう。

江戸時代初期にはもうかなり江戸でも蔓延してます。ただ、日本ではおもしろいことに梅毒を、あまり恥ずかしい病気とは思わなかった。ヨーロッパ人はふしだらなことをしてうつる病気だと、今で言う性病だということを、初期から認識していたので「恥ずかしい、神を冒瀆する病気」でした。

南 本人はわかりますもんね。

丁 そう、身に覚えがある。ところが日本では梅毒は男の証（あかし）、「これでおまえもやっと一人前」みたいなことです。

南 セックスに対する考え方が、ヨーロッパ人と日本人では全然違うってことですね。

丁 だから、当時の宣教師のルイス・フロイスが、びっくりしています。日本人は梅毒をちっとも恥ずかしがらない。

どうも、広まるにしたがって、だんだん強毒化してきて、日本に来たころには相当なものです。感染したら二十年足らずで、脳梅毒になります。それで発狂したり体が不自由になった人たちが巷にあふれる、そういうおそろしい病気になった。

で、漢方ですが、つまり梅毒というのは、それまでの漢方の病気の概念とは全く違う。漢方というのは、どちらかというと不摂生とか、今で言う「生活習慣病」にはすごく強かった。だけど、感染症に弱い。特に梅毒のような強烈なものには手立てがありません。だから当時の医者はすごく無力感にさいなまれていたと思います。

梅毒によって、今まで知られていなかったいろんな形の新しい病気のパターンが、あらわれてきました。江戸時代中期には、だから「万病一毒論」という、病気は多様だけれども、全部毒は一つ、梅毒なんだという説が登場したくらいです。梅毒に直面することによって真の意味で中国から伝わった漢方が日本化して、さらに病因を追究する、という西洋医学を受け入れる下地ができたのです。

しかし、いろんなことを試行錯誤していると、梅毒をある程度寛解させる治療方法も出てきました。

一つは水銀を使う。これは副作用があります。水銀を飲むと腎臓をやられて死んでしまうこともあるほど毒性が強いので、江戸時代後半からは、水銀の蒸気で蒸す。水銀のサウナ風呂みたいなもの。これは地域によっては昭和になるまでやっていました。

漢方薬の山帰来を使う方法も行われました。漢方薬はむしろ水銀の副作用治療に用いられるようになってきました。これは現代のがん治療で漢方薬が抗がん剤の副作用軽減に応用されるのと同じです。

南　そういえば水銀軟膏というのもあった。

丁　水銀軟膏はけっこう流行りました。これだとかなり抑えられると、そういう治療法が出てきた。そして、もうひとつ、温泉療法です。草津の湯が何故流行ったかと言うと、梅毒の治療です。

梅毒の患者さんにはバラ疹とかゴム腫とか、からだ中に潰瘍ができる。それが服に触れると、すれて痛いし出血もする。そのグチュグチュしているところに、青梅綿をあてると服が当たっても痛くない。

そういう進行した梅毒の患者さんが、草津の温泉に入ります。五〇度前後の源泉に、我慢して入っていると、熱に弱い梅毒のトレポネーマが死ぬ。湯治をしていると、皮膚の症状が明らかにキレイになる人が出てくる。でも、熱いので下手をすると死にます。

草津の湯では、今でもありますが、湯長さんというのがいて、合図とともにみんな源泉の熱いところに飛びこむ。五分程で合図でいっせいに上がる。すると、皮膚にあてていた青梅綿がはがれて、プカプカ浮いてきますね。これをもともと草津の湯の花といったのです。

〽草津よいとこ一度はおいで、お湯の中にも、こーりゃ、花がさくよォ、ちょいなちょいな……です。このお湯の花というのは、梅毒患者の青梅綿のことです。その後、これでは観光客誘致に具合が悪いというので、いつの日からか硫黄化合物を「湯の花」と言いかえたといわれています。それだけ梅毒患者が押しかけたということだし、実際に治ったんです。

明治初期にベルツというドイツ人医師が日本に来て「これはすごい治療法だ」と推薦したので、ますます有名になりました。でも、ベルツが推薦する前から、日本では梅毒の患者さんは、源泉の熱いのに我慢して入ってた。これが温熱療法の始まりですね。しかし、一般的には、梅毒のいい治療法というのはなかった。江戸時代中期の日本の人口は三千万人弱ですが、江戸時代末期も三千万人ちょっと、江戸時代を通して、日本の人口はあまり増えていない。これは梅毒によるものだろうといわれています。

ですから、江戸時代には養子をとることがはやりました。養子をとるというのは日本文化、日本だけでアジアのほかの国には養子はない。大きな商家の若旦那が放蕩をして、梅毒に罹って子種がなくなってしまう。店はつぶせないから、娘がいる場合には真面目で律義で頭のいいのを小僧の中から探してムコにして、跡継ぎにする。

店はつぶれない。場合によっては血縁は途絶えてもいい。これが日本の新しい伝統になった。夫婦養子というのもけっこうありました。これは日本の文化です。小僧も頑張って働く。私は養子復活論、養子制度が復活すると、日本はまたバイタリティが出てくる。アクティビティが上がるんじゃないかという説を前から唱えているんです。

南 おもしろいなァ、日本である意味「梅毒」様々ですね。養子制度もできたし、日露戦争にも勝った。

丁 最後にダメ押しの豆知識。衛生サックを発明したのは英国人。十七世紀の医師、ドクター・コンドンさん。当時まだゴムはありません。乾燥させた子羊の盲腸や牛の腸間膜をオリーブ油でよくもんだものを装着した。日本では若者がコンドームのことを「近藤さん」と呼んだりしますが、コレ、実は正しかった。コンドームは、発明者の人名に由来してるんです。ちなみにドクター・コンドン、ほめられると思いきや、ふしだらな行為をしても病気にならない方法を考案したふとどき者として教会から批難され、不遇のまま亡くなったそうです。

丁先生より

野口英世と梅毒

江戸時代、梅毒で、多くの人が命を落としました。梅毒に感染すると約三〜六週間の潜伏期を経て発症し、感染した部分の皮膚や粘膜に豆粒大のしこりができたり、鼠蹊部(そけいぶ)のリンパ節が腫れます。さらに三ヵ月ほど経つと梅毒の菌は全身に広がり、発熱や倦怠感、関節痛などが現れます。また、「バラ疹」と呼ばれるピンク色のあざや発疹も全身に現れますが、これらの症状はやがて自然と消え、再び潜伏期に入ります。その後しばらくは症状が現れませんが、感染から三年以上経つと全身の皮膚や筋肉、骨にゴムのようなしこり（ゴム腫）ができ始め、さらに十年以上経つと心臓や脳・脊髄などの中枢神経が侵されて、最悪の場合は死に至ります。

江戸時代、梅毒の治療薬として注目されていたのは、サルトリイバラ科の植物の塊茎を使った「山帰来」という生薬です。かつて症状が悪化して手の施しようのなくなった梅毒患者は、山に捨てられることもありました。ところが山でこの生薬を口にしたところ梅毒が治り、「山から帰って来た」という言い伝えから「山帰来」という名前が付いたとも伝えられるほど、梅毒とゆかりの深い生薬です。

しかし、使われるうちに梅毒にさほど効果がないことが判明し、次第に梅毒は水銀を使った治療が中心になりました。これはかなり危険で手荒な治療で強い副作用がありました。ところが山帰来を服用して水銀治療を行うと副作用が少なくなることが判明し、江戸後期には梅毒治療による水銀中毒を抑える薬として使われるようになったのです。

当時、山帰来は高価でした。金銭に余裕のある武家や公家は山帰来を使った治療ができましたが、一般の人は治療ができません。そのため、治療の代わりに梅毒平癒の御利益のある笠森稲荷などのお稲荷さんにお参りをすることでお茶を濁していたのです。

ところで、梅毒が脳にまわると精神に異常をきたしますが、このメカニズムを最初に明らかにしたのはあの野口英世です。野口英世といえば黄熱病の研究が有名ですが、実は彼の研究や論文の大半は、後世の検証で否定されました。そんな野口の数少ない「真の業績」のひとつが、梅毒末期患者の脳組織から梅毒の原因菌であるトレポネーマを発見したことです。野口英世自身、放蕩の限りを尽くしていた時代がありました。この発見は「もしかして自分も感染しているのでは」という危惧から熱心に研究に取り組んだ成果かもしれません。

江戸時代は梅毒の原因菌が分からず、みんな好き勝手に遊んでいたので、梅毒は都市部を中心にどんどん広まりました。一番悲惨なのは吉原の遊女です。多くは、二十代後半で梅毒で死ぬ定めでした。近年、江戸時代の墓地に埋葬された骨の分析により、この時代の梅毒感染率が推定されました。それによると、都市部では、なんと約五〇%近くの人が梅毒に感染していたそうです。現代は三人に一人はがんで死ぬ時代ですが、江戸時代は二人に一人が梅毒で死んだ可能性がありました。現代のがんに相当する恐ろしい死病は、なんと梅毒だったのです。

15　眠れない悩み

「ウソツキはドロボーのはじまり、ネツキのわるいのは自律神経失調のはじまり」といったのは丁先生。

寝る前に考え事だの心配事だのは持ち出さない。お酒のんで、無理にでも定時に寝てしまえっていう教えを守って、近頃はブランデーを、風呂から出て、これから寝るって時にフラスコからくいっと一口飲む。

ちょっと足りないかなァと思って、クイックイッと飲むこともある。おかげで近頃は寝つきはすこぶるよくなっている。昔から寝つきはよかったので「眠れないナヤミ」というのがもうひとつ分かっていなかった。

実際、寝られなくなってみると、こういう時のつらさというのは、ほんとにやなもんです。睡眠というのは免疫力と重要な関係にあるなんてわかってしまうと、さらにいろいろ考えて、考え事が出来ちゃうからもっと眠れなくなる。

こういうとき読書はすすみますね。私は寝床での読書がなかなかすすまない方だったが、あれは読書がすすまないというよりも、睡眠がものすごくすすんでたせいだった。
そうして、本がおもしろいのはいいんだけど、そのうち白々明けてきたりすると、このままじゃカラダによくない！　って「考え事」「心配事」が次々におこってきちゃう。

丁　眠れないときは一杯飲んででも寝ちゃう。そうするとストレスにも強くなる。どんな睡眠薬より、お酒は副作用がない睡眠薬です。

眠れないときに一挙に睡眠薬に手を出すのは良くないです。昔から伝わる民間療法を試して自分に合っているのを見つけて下さい。たとえば「ネギ」。これを切って枕元に置いておく。場合によっては生のままで食べてしまう。「玉ネギ」も同様です。その他、民間療法にはおせち料理に使うクワイやくず湯などにも人によっては眠気を誘発する効果がみられます。就寝直前に「うすめのコーヒー」をブラックで飲むとぐっすり寝れるなんていう人もいます。

とにかく安く、安全で、手軽な方策はいっぱいあります。

南　睡眠時間は七時間から七時間半がいいらしい。いくらでも眠ればいいというものでもない、つまり交感神経と副交感神経のきりかわりのリズムが大事ということですね。
近頃、ものわすれがハゲしいので、ゆうべ何時に寝たのか、翌朝になるとわすれている。「あんまり神経質にならない」って意味では、それでいいんだろうけど、ゆうべはちゃんと七時間眠れたかな、睡眠時間足りてるかな？ と神経質になったりするんじゃ、本末転倒ですね。

針が動かせるおもちゃの時計みたいなの、つくろうかな？ なんて思ってます。ツマに「オレゆうべ何時に寝た？」ってよく訊いてましたが、近頃、ツマが妙に寝つきがよくて、私より先に入眠しちゃうんですよ。おかげでイビキがうるさいって起こされることもなくなったのはいいんですが。

T 昼間起きているときは交感神経、夜寝ているときは副交感神経が体を支配しています。現代人は、副交感神経をないがしろにしてる人が多いですね。副交感神経は免疫系を活発にして、血管の損傷を回復させる。

だから、糖尿の軽いときやがんになりかけのときは、副交感神経をいかに活発にするかがポイントです。漢方薬や鍼灸治療はこの副交感神経を刺激する効果があります。

夜寝ているときに脈が少なくなって、大体六〇前後、五〇でもいいです。血圧もやや下がる、そういう状態になるのが理想的です。昼間は少々高くてもＯＫです。

夜中に起きて血圧や脈拍を測定するわけにはいきませんが、起床してから三十分以内なら体はまだ夜の状態です。ですから早朝の血圧と脈拍で自分の副交感神経の状態がわかります。

血管の損傷ってのは夜、補修されるんです。メンテナンスは夜おこなわれる。交感神経は免疫系も消耗させる、血管も老化させてしまう。これを副交感神経が夜、メンテナンスする。

これをリズミカルにする。リズミカルでないとダメです。糖尿の人が動脈硬化になりやすいのは、もちろん血糖値が高いと糖分が動脈壁をぼろぼろにしていくという作用がありますが、同時に、睡眠時間が短い傾向があるからです。

平均をとってみると、糖尿の人は睡眠時間が短いし、血圧もやや高めです。血圧が高いと睡眠時間が短くても神経系は回復します。ところが血管はまだ回復しきっていない。これが何年も続くと血管の老化が激しくなる。

臓器によっては側枝がなく細い血管の動脈と静脈が一対一の対応をしています。そういうのを終末血管といいます。一種の精密機器です。動脈が一本つかえちゃうと、その供給している組織が全部ダメになる。

その代表が目と腎臓、脳や神経の一部もそうです。そういう構造をしているところから症状が出てくる。一度、目の血管が詰まって障害を受けると回復が難しい。失明している人の約三割、人工透析をしている人の約四割近くが糖尿の人です。

ですから、本当は人工透析になる前にどれぐらい自分の体をちゃんとケアしたかが、問われるべきなんです。

好きにメシを食って、酒を飲んで、揚げ句の果てに透析になっても、保険がききます。

この透析、大体一人あたり年間にかかる費用が五百万円、これが日本の医療費、保険財政をものすごく圧迫しています。

皆さん、ギリシャの財政破綻を笑っていますが、日本の国の中に今、ギリシャと同じ状態のところがあります。国民健康保険財政です。

が、保険の再建案は政府は出せない。国民に負担を強いることだからです。その大きな原因の一つが人工透析です。

人工透析の患者数は日本が世界一です。外国はどうしてるかというと、経済的に豊かな人は腎臓移植をする。貧乏な人はひたすら透析にならないよう自己管理する。腎不全イコール死を意味しますから真剣です。こんなこと言ったら、透析やってる人に怒られるし、出版関係の人はけっこう多いからね。オフレコになっちゃうけど。

南　先生、それオフレコにしたらダメでしょ。だいたい、そんなにお金がかかってるって、具体的に知らないし、きっと透析やってる当人だって、ほんとのところは分かってないんじゃないですか？　がんの薬の話の時も、びっくりしたけど、医療費のことって、案外みんな知らないですよ、自分が払った分に関しては知ってるけど。

医療費を節約する最大の方法は病気にならないこと。

ていうか、お金の前に、健康でいること、病気にならないことが、医術の目標じゃないですか。病人がいないと医者も薬屋も商売あがったり、とかって、なんか変ですよ。

丁　病気にならないためには努力しなければならない。健康保険は日本では努力しなかった人のために浪費されてます。これはおかしいです。日本の健康保険というのがギリシャ状態だというのは事実ですから、これは書かなくてはいけない。

南　政治家がそれ言えないのは票がへるから？

丁　そうです。だからとんでもなく破綻するまで待っている。国債の償還がどうのこうのと言ってるけれども、保険財政のほうもものすごく深刻です。救急患者みたいなものです。

でも官僚は気づいてる。官僚のほうがずっと頭がいいですから先手を打っています。どうしたらいいか。保険が破綻したときに厚労省の官僚は三通りのプログラムを考えています。一つは、保険は今、三割負担、ただし難病の場合は例外になっていますが、これをおしなべて五割負担とか六割負担にしてしまう。

または、保険の対象疾患を限定する。

南　それ、すぐにでもできることじゃないですか。

丁　二日酔いで病院に来るって詐欺でしょう。詐欺は犯罪ですよ。外国人が見て笑いますから。だって、自分で酒を飲んで気持ち悪くなって、公的な保険でその二日酔い治せと。本来は自己責任でしょ。これをなくす。

だけど、命に直接かかわるのは保険でまかなう、そうでないものは基本的に、自己責任ですよ。

南　どっちも冷静に判断したら、正しいじゃないですか。それはねえ、ちゃんと言ったほうがいいんじゃないすか。保険でどのくらい肩代わりしてくれてるのか。ほんとは、これくらいのとこを、保険でこれだけ払ってますって……。

丁　その一つの方策として、利用者がはじめに全額払いあとから保険で部分的に払い戻す償還形式（リファンド）にするという案もあります。でも、いずれの案も国民はみんな反対するでしょう。だからとことん破綻して、どうしようもないところまでいく、と官僚は考えてます。

日本のことを本当に心配して考えている官僚もいます。このままいくと、自由に国民が病院にかかれない時代が来るわけです。とにかく今の保険財政を救わなくちゃいけない。

最終案が、薬剤師に医療を分担させる。これです。これはもう官僚のプログラムに入っています。

そのためには薬剤師をもっと増やさなくてはいけないというのが一つ。それから薬剤師と医者を対等にしなくてはいけない。今まで薬科大学は四年制でしたが六年制に変えたというのはそういう理由なんです。

でも医師会は強力に反対しています。これも反対できないぐらいに現在の制度がダメにならなきゃ実現しないでしょう。おや！　私はなんでこんなに薬科大学に詳しいのかな？　あれ？……（笑）あっそういうことですか、内情を知ってるんだ、専門家だ。

南　先生、ぼくのセリフまで言わないで下さい（笑）。（注・先生は日本薬科大学の学長さんです）

丁　そういうことです。薬科大学を増やしてしかも、六年制にするということを同時にやったんです。

薬剤師は基本的には厚生労働省の管轄、薬科大学を増やすというのは文部科学省で、二つの省庁にまたがることというのは、さらに高位の決定がないとできないことです。つまり、相当上部機関で国の政策として決められている。

これは政治家とは関係なく、政治に圧力をかける。医師会も反対しない、薬剤師会も賛成しないうちにこういうことをやるというのが官僚のやり方です。すでにレールは敷かれているのです。

南　なんだ、すごいんじゃないですか、官僚。昔はずいぶんほめられてたのに、最近はゼンゼンでしたもんね。

丁　日本国に救いがあるのは、まだ官僚機構に健全なのが残っているということで、みんな官僚のことを目のかたきにしていますけれども、最後は官僚に救ってもらうんです。私はこういう説です。丁説ですけどね。

南 出ましたね丁説（笑）。

丁先生より　不眠症は不眠恐怖症である

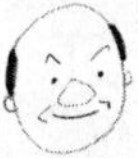

動物になくて人間にだけみられる病気、それが不眠症です。実はこの「不眠症」という名前は、正確にその症状を表してはいません。執拗に不眠症を訴える患者さんでも、意外とちゃんと眠れているのです。

昔から「どれだけ眠らないでいられるか」という実験も数々行われています。その結果、どんなに強い不眠を訴える人でも、三日目まではふらふらになりながらも起きていられますが、それ以上はもはや起きていられなかったそうです。

不眠症を訴える患者さんには主観的な方が多く、「自分が寝た気がしない」イコール「寝ていない」と言い張ります。中には「もう一週間も全く寝ていない」と訴える人もいるのですが、そんなことはあり得ないのです。

実際には寝た気がしない、途中で起きてしまう、夢が多い、眠りが浅いというところですが、これが次第に「眠れなかったらどうしよう」という不安や恐怖になって「不眠恐怖症」となる。つまりこれを、不眠症と言っているのです。

日頃血圧が低い場合、実際には眠りが長過ぎる人も多いのですが、こちらの方はめったなことでは訴えません。

睡眠は心や体の疲労を回復させるためのもので、日中に適度な労働や学習をしていれば、夜には自然と眠気が起こるもの。つまり疲労がなければ、眠りが悪くても不思議ではありません。まずは、昼夜の活動のリズムを整えることが重要です。不眠恐怖症の人はこの日内リズムが乱れているため、なかなか寝つけなかったり、眠りが浅くなったりするのです。特に朝方にしか深い眠りが得られない人に不眠を訴える人が多いようです。

では、本来のリズムを取り戻すまで、どれくらいかかるかというと、これは時差の回復とほぼ同じと考えてください。地球の裏側に旅行に行って日本とは昼夜が逆転したとしても、現地にいれば次第になれてきます。短くて五日、長い人でも十日ほどで日内リズムは改善されます。その期間に自然な睡眠導入を心がけると、本来の心身のリズムを取り戻せるのです。

大切なのは睡眠薬に頼らないで、自然な睡眠導入を心がけること。適量のお酒は、睡眠導入にもってこいです。アルコールには副交感神経を活発にして、リラックスさせる効果があります。糖分の少ない蒸留酒がベストですが、おなかがすいて眠れないときには、少し糖分のあるワインや日本酒でもOK。お酒が得意でない人は、薬用酒などを少量飲むとよいでしょう。

また、鍼や灸、マッサージも有効です。特に足が冷えて眠れない場合、足の指やかかと、足の裏にお灸や鍼、マッサージをすると寝つきがよくなります。また、パソコンなどで目を酷使して、肩や首がこって眠れなくなる人もいる。特に首のこりは血流を悪化させ、寝つきが悪くなります。マッサージや指圧も効果的ですが、このタイプの人は枕選びが重要。首を支える枕でなく、頸椎にフィットする枕を選びます。昔使われていた箱枕は、意外にもよく眠れると患者さんにも好評です。また、漢方薬では、抑肝散(よくかんさん)や帰脾湯(きひとう)、酸棗仁湯(さんそうにんとう)がよく使われますが、これらは頓服でも効果があります。

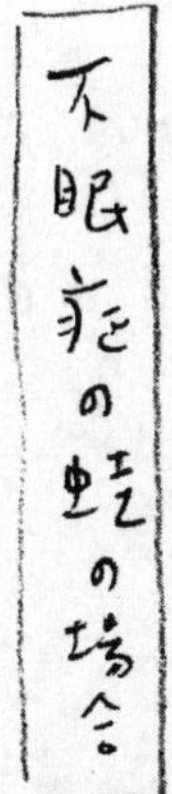
不眠症の蛙の場合

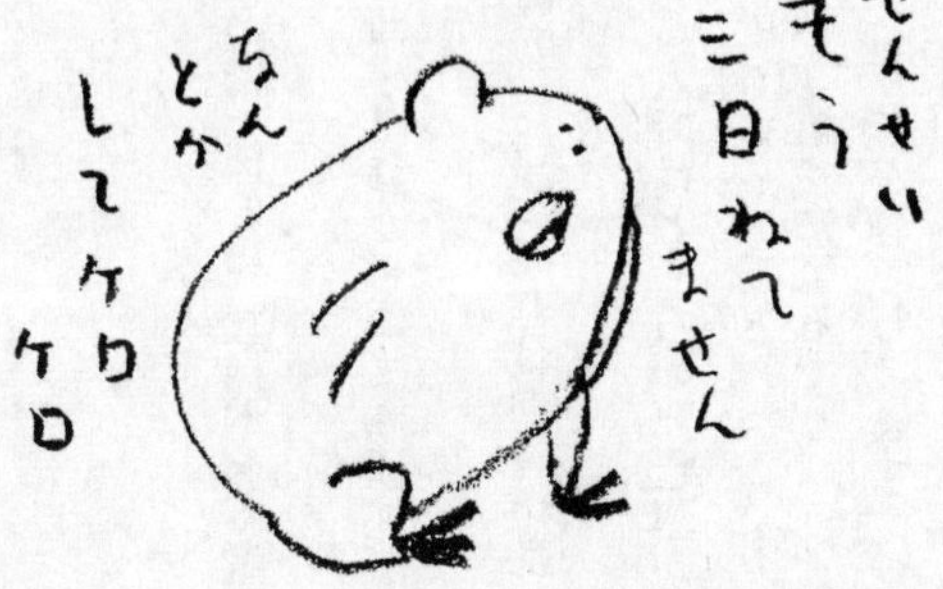
せんせい
もう三日ねてません
なんとかしてケロケロ

16 認知症の漢方薬

南 丁先生と私は、同年生まれ。つまり二人とも既に法的に「前期高齢者」になってます。
先生、ここんとこ認知症ふえてるって話ですよね、これからつまり団塊がバクハツ的に呆けるってことですよね。

丁 認知症患者が急増しているっていう、これは数だけを見れば間違いありません。ところがこれは「見せかけの数」なんですよ。

例えば刑務所にいる人と普通に街で暮らしている人ではどちらの死亡率が高いのか比べた場合、平均では街で暮らしている人の方が死亡率が高くなります。この結果だけみれば「刑務所の方が健康的な暮らしができる」という結論に至るでしょう。しかし刑務所の人が比較的若いのに比べて、街には高齢者もたくさん暮らしてます。つまり、平均値だけじゃなく、年齢なども加味して結果に修正を加えることが必要なんです。

認知症患者数についても同じことが言えます。昔は認知症になるまで長生きできる人

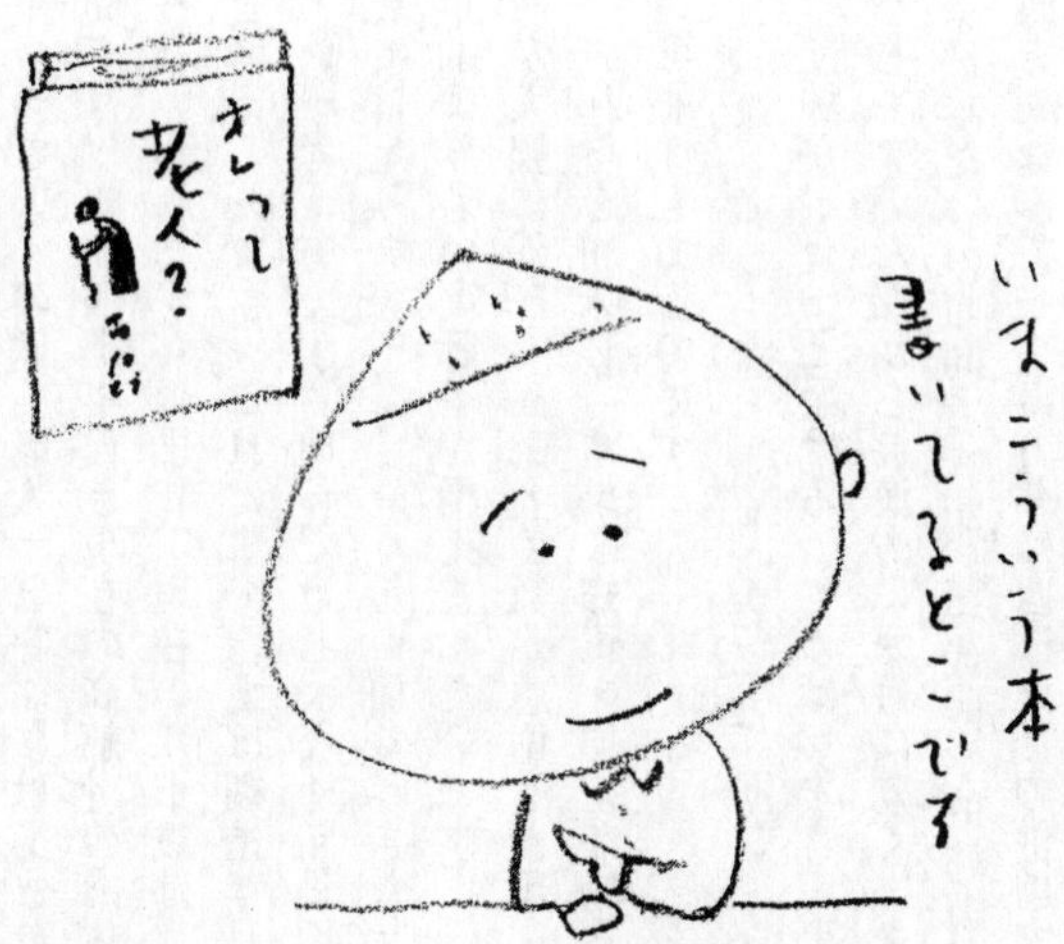
オレって
老人?
いまこういう本
書いてるとこです

もうすぐ
67才なんだけど
老人になって
気がしない

は多くありませんでした。昔の六十歳っていったら腰曲がって、杖ついてる人もいた。現在の六十歳っていうのは「老人」と呼ぶにはあまりにも元気すぎです。

医師の間では、昭和四十年代と現在の高齢者の肉体疲弊度を比較する場合は十五歳引いて考えろといわれます。つまり、現在の八十歳は、昭和四十年代では六十五歳に相当する年齢と考えるのです。これは車で言えば製造年月日でなく、走行距離で車の状態を判断するという考え方です。肉体だけじゃなく精神面でも同じことがいえます。最近では「十五歳では足りない、二十歳くらい引くべきだ」といわれるほど、肉体的にも精神的にも実年齢より若い高齢者が増えました。

平均寿命が大幅に延びて高齢者の数が急増した現在、認知症患者が増えたようにみえるのです。これらを加味して結果に修正を加えた場合、一概に認知症が急増しているとはいえない可能性もあるのです。

南　認知症って言葉、ちょっとピンとこないんで、実感的に呆けっていわしてもらいますけど、団塊がドカンと呆けるってのは、まァ、事実なわけですよね、もともとの人数がハンパじゃないんだから。漢方に呆けに効くクスリってあるんですか？

丁　これは日本だけの傾向ですが、現代医学的に認知症に最も使われている薬の一つが、実は漢方薬なんです。漢方薬は西洋薬との併用でも認知症によく効きます。漢方単独でも非常によく効いて、副作用も少ない。費用対効果も非常にいい。

では、その認知症に使われる漢方薬は、昔から認知症に使われていたのか、というと、実はそうでもありません。

昔から使われていた処方の中の一つに、健忘に対する効能というのが入っていた。でも、それがその漢方薬のメインの効能ではありませんでした。ところがこれを高齢者に応用してみると認知症に非常によく効くということがわかってきた。

ここ二十年のことです、漢方薬の新しい使い方です。漢方薬は古い薬ですが、たとえていうならパソコンのようであるといえる。制御・演算・記憶装置などハードウエアに当たるのが生薬の組み合わせからなる漢方薬だとしますと、それを使いこなすソフトウエアに相当するのが漢方薬の「用法」です。ハードとソフトが別々ともいえます。西洋薬というのは、このたとえでいうなら電子辞書とか計算器、その機能はハードとソフトが一体化している。

南　はい、薬と病気が一対一で対応してる。でも時々、ちがう使い方が発見されたりしますね、バイアグラとか。

丁　もともとバイアグラは降圧剤として開発されていました。ところが、ＥＤ（勃起不全）に効くとの効能が発見されると、こんどは、もともとの降圧剤としてはもう使われなくなるんです。

降圧剤として治験をしていた時です。いろいろな人に飲ませて、安全も確保された。

しかしどうも、効果が見劣りする。新しくお金をかけて開発するに値しない薬だとわかったので、治験を中止して、試験薬の回収に入った。

ところが、治験の参加者が返してくれない。なぜ返してくれないのか。みんな黙ってる。

南　それは効いてたからですね（笑）。

丁　私も似たような体験があります。糖尿病の患者さんに処方した薬が、どうも思ったような糖尿改善の効果がない。血糖値を測っても全然下がらないんで、薬を変えようとしたんですよ。

すると、その患者さんが血相を変えて「先生、変えてもらっては困る」。私は、ちょっと漢方には自信があって、あの処方で血糖値が下がるはずと思ったけれどもどうもあなたにはあっていなかったらしい。ちがう処方がありますから、そちらでいってみましょう。

「いや、いいんです」とこういうわけです。

強情なんだ。どうしていいのかはなかなかいってくれない。そこをさらに食い下がったら。

「実は、私は糖尿はどうでもいい。糖尿で具合が悪くなったアッチの方が問題だった。ところが、これを飲むようになってアッチの解決がついて、実に快適なんです。このままこの薬を飲ませてください」

へえーっ！　そういう効能がこの薬にはあったのか、漢方に何千年の歴史があっても、そんなことはどの本にも書いてない。こういうことが漢方にはあるんです。

西洋医学の薬はソフトウエアとハードウエアが一体化してる。だから計算器は計算器、それ以上のものにはならない。ところが、漢方の場合は、新しい別のソフトが加わると、本体は古いままなのに新しい応用ができて、どんどん進化する。

ですから、漢方の専門家は、このハードウエア漢方処方を知ってるだけではダメなんで、その応用法をどれだけ知っているかということが、価値なんです。

そこで、前に戻りますが、認知症というのは新しく加わったソフトの一つと考えられます。昔は認知症になるまで長生きできなかった。しかし今は衣食住足りていて、認知症になるまで生きられる。

そうすると、新しい薬を開発しなければ、っていうのが西洋医学です。漢方の場合は、古くからある薬の中から認知症に応用できるものがないか、そういうものを探して応用すればいいという考えです。

それで見つかった薬が「八味地黄丸（はちみじおうがん）」という何の変哲もない薬です。どこの薬局にも売っています。売ってない薬屋を探すほうが難しいくらい。それが認知症にけっこう効いてしまう。

八味地黄丸は認知症一般、わけのわからない認知症のときに効きます。それから抑肝散というのが、レビー小体型認知症という、非常に特異的な認知症によく効きます。

レビー小体型の特徴は、幻覚、幻視がある。夜中にとび起きてさわぎ出す。「お客さんが来た」「誰？」「死んだばあさんだ」「おばあさんは死んでるでしょう」「いや、生きてた。もんぺに割烹着着てた」と、ありありと見えてるらしい。微に入り細に入り、今見えてるとしか思えないほどです。介護にあたる身内の人はつかれてしまいます。そういうときに抑肝散が効きます。落ちついてくるので家の人も安心して寝られるようになります。

抑肝散という薬は、もともとは子供の夜泣きやかんの虫に使われている薬です。大人のかんしゃくにも使われていましたが、これが認知症に効くことがわかった。

南 子供の夜泣きっていうのも、きっとコワイお客さんとかが来てるってことですかね。

丁 ええ、それからね、アルツハイマー型には加味温胆湯が効く、脳動脈硬化型の認知症のときには釣藤散が効く。

西洋医学の先生も、認知症だけは漢方を使うという人がふえてきた。昔は、風邪にだけは漢方を使うとか、肝臓が悪いときに、西洋薬に肝臓の薬はないんで、漢方を使うということがありましたが、最近は、認知症に漢方を使うという人が多くなってきています。つまり漢方薬を治療に応用する医者はどんどん増えて来た。

しかし、漢方専門医の立場からみていると西洋医学だけやっている先生で困るのは、わからないと八味地黄丸も加味温胆湯も抑肝散も釣藤散も一度に使ってしまう。ショットガン方式でどれかが当たるだろうと、そういう人もいて問題も出てきていますが、なるべくなら最初は一つにしぼって使ってみるべきです。

西洋医学的な抗認知症の薬の特徴は、大体、小一年使っていると効かなくなる。そういう時に漢方を使ったり、または逆の順序でもいいんです。漢方を使うことで認知症全体の治療の幅が広がります。

これは非常に患者さんにとってはいいことで、しかも漢方薬は副作用はほとんどないですから。

南　たしかに西洋薬との違いで、そこが一番大きいわけですよね。でも、副作用、まったくないわけでもないんでしょ？　さっきの、ショットガン方式の問題点というのもあったことだし。

丁　漢方薬を普通の健康な人にいくら投与してもほとんど効かない。これがまず漢方薬の特徴の一つです。健康な人には効かない。

だけど、どこか異常な人には非常に効く。実は、八味地黄丸が認知症にいいのではないか、というのを最初に言い出したのは恐らく私じゃないかと思います。

今から約三十五年くらい前です。漢方薬をみんななかなか信じてくれない。どうやったら信じてもらえるか、私も若ハゲの頭を悩ませていたというわけです。

南　え？　ええッ！　先生が発見したんですか‼　大発見じゃないですか、どうやってわかったんですか？　糖尿でもアッチの具合が大丈夫の薬もみつけた男でもあるわけですよね。ノーベル賞もんじゃないんですか？

それから、いま若ハゲとおっしゃいましたね、その後、毛生え薬を研究していないっていうのは、その時点で、もう絶望的だった、ってことですか？

（実は最後のセリフ、実際には言ってません。心の中の叫びです。ハゲに効く漢方薬はまだ見つけてないんですか？　とは言ったんですが、先生、話に夢中で聞こえてなかったみたいなんです。八味地黄丸、再発見についての経緯は、この後先生に書いていただくとして、先生の若ハゲ問題についても、ちょっと触れていただきたいものです〔笑〕）

八味地黄丸は時には若ハゲに効果があると報告されているのです。ただし打率が悪い。八味地黄丸に配合されている山芋にはディオスゲニンという成分があって、女性ホルモン様作用をもっている。髪は生えてもあっちの方に副作用がでる可能性もあり、髪が生えるまで頑張って試す勇気が私にはない。

丁先生より

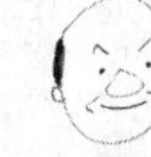

ストレスと漢方

さて、インフルエンザなどの急性病を発症した時、漢方ではまず高熱を発する太陽病になり、次第に陽明病、少陽病と病態が変化すると考えます。さらに病気が長引いて体力が低下すると陰病になり、最後には死に至ると考えます。

高齢者になると代謝機能や反応力が弱いため、陽病を短期間で経て陰病になります。このため、たとえちょっとした風邪でも熱があまり上がらず、食欲減退、足腰の弱り、代謝機能の低下が起こりやすくなるのです。

この病期の分類は二千年以上も前に確立した、漢方特有のもの。ところがこの考え方が、西洋医学の医師から大注目を集める出来事が起こります。きっかけは、一九三六年にカナダの生理学者のハンス・セリエによって提唱されたストレス学説です。

セリエは「外部から加えられた種々の刺激（ストレス）に対して生体内部では同じパ

ターンの非特異的な反応が起こる」ことを発見しました。

生体がストレスを受けると「ショック期」が起こります。その後ショックから回復する「反ショック期」(この二つの時期をまとめて「警告反応期」ともいいます)を経て、ストレスに対して内部の態勢を立て直す「抵抗期」に移行します。ところがストレスが長期にわたると体は疲弊して体力が落ち(「疲弊期」)、最終的には死に至ります。

ストレス説に世界で最も驚いたのは、おそらく漢方の知識を持つ日本の医師でしょう。なぜなら、漢方医学の病期の分類とストレス学説があまりにも酷似していたからです。

セリエは漢方を勉強したのではないかという噂が流れるほど、それは瓜二つでした。実際にはセリエには漢方の知識はなく、全く異なるアプローチから漢方と同じ結論にたどり着いたことになります。このストレス学説により、漢方は西洋医学者からも注目を集めることになりました。

しかしセリエはストレスに対する治療法までは開発できませんでした。漢方医学がストレス学説よりも優れている点は、それぞれの反応期に応じた治療薬があるということです。

その代表的な薬のひとつに八味地黄丸があります。この薬は主に老人の陰病期に使われ、認知症の進行を抑えたり、症状を改善する効果があります。それならば元気な若い人が八味地黄丸を飲めば今以上に頭の働きがよくなるのでは、と考えるかもしれません。

ところが八味地黄丸は異常のない若い人が飲んでも効果はなく、認知機能に異常が現れた高齢者が飲んだときには効果を発揮する薬なのです。

八味地黄丸には、他にもいろいろな作用があります。例えばインフルエンザの予防接種をすると、体内の免疫機能はインフルエンザの抗体を作るために総動員されます。ただでさえ免疫力が低い高齢者が予防接種をすると、他の抗体作りをする余裕がなくなり、ほかの病気に対する抵抗力が下がってしまいます。

ところが八味地黄丸を飲んで予防接種をした場合、他の抗体を作る機能が低下せず、すぐに免疫力を回復できます。このときでも、免疫力は正常以上に上がることがないのです。

つまり、八味地黄丸は「異常を正常まで回復」しますが、その人の必要以上に機能を高めることがなく、まるでシーソーのようにバランスをとり、平衡状態をキープする薬なのです。

西洋薬のように必要以上に強い作用で体に負担をかけることなく、その人にとって最適の健康状態を維持する。漢方薬に副作用がきわめて少ない背景です。それこそが漢方薬の特性です。こういう薬こそ、高齢者の健康管理に適した薬といえるでしょう。

下痢にも便秘にも効く薬

漫画家の水木しげる先生は、卒寿を過ぎて、ますますお元気ですが、もともと丈夫というだけでなく「生きていく名人である」のがその長寿の理由だと私は思っています。(注・二〇一五年十一月三十日逝去)

手塚治虫さんのマンガ大賞特別賞だったかを、先生が受賞された日のことを覚えています。受賞の挨拶がすばらしかった。

「どういうわけだか、漫画家というのは、みんなして徹夜を自慢する。三十時間一睡もしてない、オレは丸二日寝てない。とかいってエバるわけです。水木サン(注・水木さんは自分のことを水木さんと呼ぶんです)はネムリが大好きだから徹夜はしない。一日十時間は眠ります!」とエバりました。

「徹夜自慢をしていた連中はみな死にました。手塚も石ノ森も、徹夜で若死にをした」。

その人の名前のついた賞を受賞した挨拶に、その人が死んだのは徹夜自慢のせいだと。

そうしてネムリ好きの自分を絶賛する。

その時は笑っていたんですが、この挨拶はすばらしいな、と私は今では心底そう思ってます。「徹夜はいけない」、だからこの原稿もなるべく早いとこ終わらせて、ネムリにつこうと思ってます。

その水木さんをドキュメントした足立倫行さんの『妖怪と歩く』（新潮文庫）にあった、一シーンにも思わず笑いました。ネイティブアメリカンの集落に滞在した時のエピソード。

いつも機嫌のいい水木先生が、すこぶる浮かない顔で岩かげからのっそり出てきた。

快晴の気持ちのいい朝です。足立さんが尋ねます。先生どうしたんですか？

「クソが！……出んのですよ!!」

あの、おもしろい話をするときの、水木先生のしかめ面を思い出すとおかしい。だけでなく何か日本神話の一場面みたいな大らかなイメージがある。

おそらく、そのネムリと同じように、先生のクソの方も、いつも快調だったに違いありません。それが旅先の時差で、調子がくるった。

「そうです！　クソが出んのですよ!!」

クソを糾弾するように言いつのる先生の顔が見えるようです。そして、このことも笑うところじゃないのだな、重要なことだったのだ！　と今は思っています。

読者からリクエストがあって、下痢と便秘について丁先生にうかがってくれとの編集部からの注文です。で、うかがいました。今回は下痢と便秘について。

丁　下痢も便秘も腸の働きということですね。下痢っていうのは大腸の働きが異常に活発になって食物の通過が速くなる。本来腸で吸収されるべき水分が残ったまま排泄される状態をいいます。

原因は細菌やウイルスなどの感染、暴飲暴食、冷え、ストレスと様々ですが、細菌感染による下痢の場合は、抗菌薬で治療できる。

実際には、下痢を訴えてくる人のほとんどは慢性の下痢、過敏性腸症候群なんですよ。腸に炎症や感染などの器質的な異常はない。ですから血便や粘液の排泄はありません。ところが、下痢や腹痛などが慢性的に続きます。時には下痢と便秘をくり返す人もいます。神経質なタイプの男性に多い。精神的ストレスによって自律神経の働きが乱れ、これが便通の異常という形になる。

漢方医学というのは、心と体を一体のものと捉えてますから、こうした過敏性腸症候群のようなストレスがからむ心身症的な病気には優れた効果がある。下痢症の人は体力に予備力の少ない虚証の人が多く、そのため薬にも弱く、副作用が出やすい。ですから、漢方薬による治療が適しています。

腸の動きというのは完全にプログラムされています。だから、下痢や便秘をするということは、そのプログラムのどこかにバグがあるということです。これは大変なことです。「そんなことないでしょう」とみなさん言いますが、時差のある海外旅行をしてみればだれでもわかる。

時差があると、とんでもないときに排便したくなったり、おなかが空く。便秘になってしまう人、下痢になってしまう人、いろいろあります。これで体調が狂っているんだということがわかります。

時差というのは、変な時間に眠くなるという以外に、腸の動きが明らかにおかしくなる。日本時間に合わせてプログラムされたままですから現地ではそのプログラムが狂う状態ということになります。

過敏性腸症候群というのは女性には少なくて、男性にすごく多い。

会議の前、大事なプレゼンテーションをする日とか、シュッキン途中にシッキンしそうになる（笑）。朝、苦痛に顔をゆがめて駅のトイレに駆け込むのは、たいがい男性です。こういう人は自分の歩くルートの何処にトイレがあるか全てマッピングしています。どこのトイレが汚くて、どこがキレイか、あのコンビニにはトイレがないとか、みんな覚えてる、頭の中が常にトイレのことでいっぱいです。それは過敏性腸症候群の人の特徴ですね。

南　女の人に過敏性腸症候群が少ないっていうのは、どういうワケですかね。

丁　ストレスがあったり不規則な生活、そういうことがあると女性は便秘になりやすいのです。女性ホルモンは大腸の動きを止める方向で作用します。女の人は骨盤が大きいからスペースにゆとりがあるとかね。

南　たしかに、ホルモンていうのは、どうもいろーんなことをしてますね。その、時差がおこるっていうのもホルモンと関係してたんじゃなかったですか？　あの、先生のおっしゃる腸のプログラムのバグですけど、つまり時差ってのがプログラムの想定外だったってことですよね。

丁　腸も筋肉、子宮も筋肉。子宮をリラックスさせるホルモンは腸もゆるませて便秘をおこします。時差は船で旅をしている時代にはありませんでした。たしかに想定外の状況です。宇宙時代になるとさらに新しい問題がおこるでしょう。現代人がはじめて経験するプログラムのバグです。

南　どうかすると、一日に何回もトイレに行きたくなって、しかも、そのたんびにドッサリ出たりすることがありますね。あれはなんらかの異常ですか？

丁　一般的に一日に三回までは異常ではない。赤ちゃんはミルク飲むたびにしますよ。食事の後に必ず胃と腸は動きます。排便に結びつくかどうかは別で、それはとくに異常ではないということですね。下痢は回数の問題ではなく排便後にまだ残便感があるかどうかが決め手です。

今はいろいろストレス社会になってきていますから、大体、消化器外来に来る患者さんの三〇%が過敏性腸症候群です。昔は胃潰瘍が三〇%以上だったんですが、今は胃潰瘍は減りました。

かつてこの過敏性腸症候群に、抜群に効く薬がありました。有名なキノホルムです。スモン病（SMON = subacute myelo-optico-neuropathy 亜急性脊髄視神経症）っていう副作用が出るってのがわかって今は使えない。昔は、過敏性腸症候群の患者さんに、キノホルム飲ますと下痢がピタッと止まるんで、特効薬だというんでどんどん処方した。つまり自律神経に作用するので下痢は止まる。ところが、そのあとに全身の神経がやられて、ついには失明や死に至りました。典型的な医原病（医学が原因の病気）です。ちなみに過敏性腸症候群の本来の死亡率はゼロです。

漢方でも昔から、下痢に使う薬は神経系の異常の調整に使う薬と一緒でした。認知症の予防や治療に使う漢方薬が、どういうわけか下痢止めにいい。遠志（おんじ）、知母（ちも）、黄柏（おうばく）なんていう成分が入ってます。

ただ、昔は過敏性腸症候群があると、トイレに頻繁に行きますから、何がつらいかって結局、痔になっちゃうところなんですよ。

南　あーハイ、痛いすねアレは（笑）。肛門が過敏性症候群になる（笑）。

丁　幸いなことに、ここ十年十五年で、トイレ事情が非常によくなった。シャワートイレです。ところが外国にはアレがない。その上トイレットペーパーの紙質が、非常によくないです。時差と合わせて二重の苦しみです。過敏性腸症候群の人は外国に行かない。行くとひどい目に遭うのがわかるから。

南　要するに、まずリズムが狂うのがマズイわけですよね。不規則がいけない。

丁　自分でそういうふうに追い詰めちゃってる人も多いです。過敏性腸症候群の人は、朝食の後に排便したくなる人が多い。だから、こういう人は、朝早く起きて飯を食えばいいんです。

自宅で三回か四回トイレ行って、出しきって会社に行けばいいんです。ところが過敏性の人は、虚証の人が多くて、低血圧傾向だから朝が苦手、ギリギリまで寝ていたいんです。それでギリギリに食事して、ってやってると会社に行くまでの途上で、電車降りて三回四回ってトイレに走ることになっちゃう。これを繰り返していると、朝が恐怖になってくるんです。

だから、私は生活指導として「普通の人より二時間早く起きなさい」と言います。一時間じゃ足りない。二時間早く起きれば全然心配ないよと。

南　二時間早く寝りゃいいんですもんね。

丁　それがなかなかできないらしい。朝が苦手だから、調子が出てくるのは昼ぐらい、排便も何も終わって一時、二時くらいに、やっと本来の自分を取り戻す。そうこうするうちに夕方になっちゃうから、またもう一仕事やらなくちゃいけない。どうしても夜型になる。過敏性の人はみんな夜型ですね、で夜遅くにまた飯食っちゃったりする。悪循環です。

きっかけを漢方薬でつくって、あとはサイクルをうまく回せばいいんです。周りで見ている人は「またトイレかよ」と笑うわけです。本人はすごく深刻です。こういう人はたいがい虚証の男の人です。

南　虚証の人、先生の最新刊『名医が伝える漢方の知恵』（集英社新書）を見て下さい。目の前パッと開けますよ。名医の名著です。お世辞じゃないですよ（笑）。

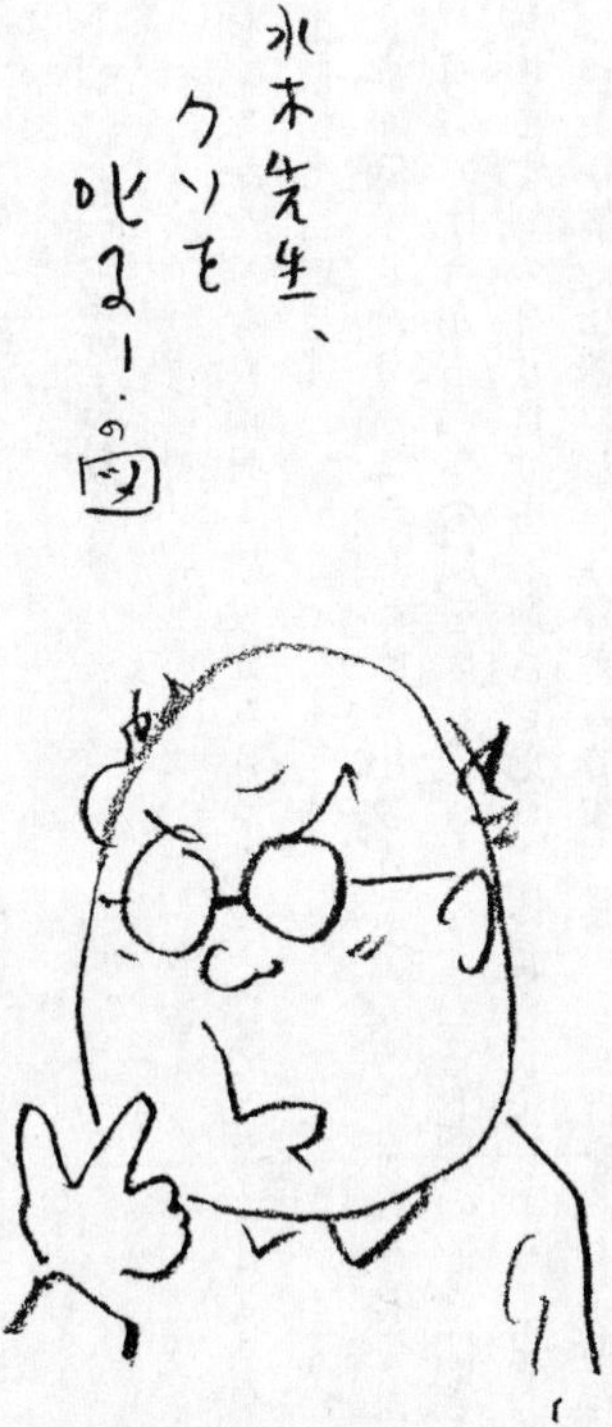

丁先生より 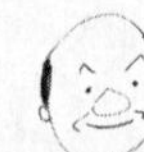 下痢にも便秘にも効く薬

大便中の水分量が少なくてかたくなり何日も排便がなかったり、たとえ便が出ても残便感があるような状態を便秘と言います。

便秘が慢性化すると食欲が低下したり、ニキビや吹き出物ができたり、体調全体が悪くなってきたりします。漢方では昔から「南の風を入れようと思ったら北側の窓を開きなさい」という教えがあります。つまり食欲を増進させたり、体調を改善しようと思ったら、まずはお通じをしっかり整えなさいという考え方です。また「女性を診たら便秘と思え」という教えもあります。

便秘は大きく分けて腸の狭窄や腫瘍などが原因の「器質性の便秘」と腸の蠕動(ぜんどう)運動や水分再吸収の異常で起こる「機能性の便秘」がありますが、漢方は特に機能性の便秘に適応があります。慢性の便秘は不規則な食習慣や加齢で腸が弱って弛緩し過ぎたり、ストレスが続いて腸が痙攣することなどが原因で起こります。そういうときに腸全体の機能を整える働きが、漢方薬にはあるのです。

機能性の便秘には大黄(だいおう)が配合された漢方薬がよく使われます。大黄は中国が原産の植物性の緩下剤です。ヨーロッパでは昔から肉食が多かったため、便秘に悩む人が多くい

ました。このため副作用の少ない緩下剤へのニーズが高く、古代から大黄は原産地である中国四川省からロシアを経由してヨーロッパに大量に輸出されていた重要生薬の一つでした。大黄のラテン語の学名は「レウムRheum」といいますが、これは大黄をヨーロッパに運ぶときに使ったボルガ川の古名から名付けられたといわれています。

大黄を動物に直接注射しても効果は現れず、経口的に投与された場合だけ効果を発揮します。これは便秘のために異常増殖した腸内細菌が大黄の有効成分であるセンノサイドを分解してレインアンスロンという活性物質に変化して、初めて下剤としての作用が現れるためです。このため、便秘の人には効果がありますが、便秘でない人にはあまり作用しません。

このように漢方のおもしろさは、同じ薬でもその人の体の病態によって作用したり、しなかったりすることです。

また、大黄は現代の日本では主に便秘の薬に配合されていますが、江戸時代の文献ではまず大黄を使うのは下痢です。「下痢と便秘は逆の症状で、適応が違いませんか」と、漢方を始めたばかりの先生や一般の方から質問を受けます。大黄成分のレインアンスロンは腸の中の悪玉菌や感染の原因となる悪い細菌を殺して整腸する作用があるので、抗生物質がなかった昔は非常に貴重な抗菌薬だったのです。

実は大黄に腸内の悪玉菌を抑える作用があることを見つけたのは私です。江戸時代に下痢に大黄を応用していたことを不思議に思って研究をスタートさせたのでした。細菌感染が原因の下痢の人に使うと下痢が止まる、便秘の人に使うと便通が起こる、これが大黄の特徴なのです。

大黄が配合された漢方薬が最も適応となるのは、西洋薬の下剤を飲むとお腹が痛くなって今度は下痢をしてしまうような人です。漢方薬は一つの薬に相反するような効用があり、体や臓器の機能が中庸になるように調節する作用があります。このような作用をアダプトゲンといいますが、同じ漢方薬が下痢の人にも便秘の人にもちょうどいいところになるように効くというのは、西洋医学的な薬の分類からみるとなかなか理解しにくいのではないでしょうか。

大黄にはもう一つ興味のある応用法があります。それは統合失調症に大量の大黄を投与すると寛解が得られるというものです。確かに統合失調症の患者は便秘症が多いのですが、かつては腸と脳の関係は注目されていませんでした。

しかし近年、脳で作用するセロトニンやアセチルコリンなどの神経伝達物質は、脳で作られているのではなく、腸で作られていることが、明らかになりました。実際、腸には脳の数倍の神経伝達物質がストックされているのです。主に腸に作用する大黄が、脳の働きをコントロールするのは自然なことで、経験の蓄積とはいえ、漢方のすばらしさを再認識せざるを得ません。ここ数年、脳と腸の関係が、精神・神経科領域のトピックスです。

18　不妊はめぐまれている

経済とか政治にうといので、このとしになってもわからないことばかりです。このとしってのは、いま六十七歳ですけれども、これを法的にいうと前期高齢者ということになります。

最近「少子高齢化」といって二大困ったことのように世間でいうのを聞いていて、アレレ？　と思います。平均寿命が世界一になったとかって「よろこばしい」ことみたいに、いってなかったたっけ？　人口爆発！　とかいって、これからは子供を産む数を減らしましょうって、いってなかったたっけ？

中国じゃ「ひとりっ子政策」とかいって、勝手に子供をふやさないように、近所で見張ってるらしいとか、大橋巨泉さんは「私はパイプカットしてます！」とかってＴＶで発表してたんじゃなかったたっけ？

友人の関川夏央が、高齢化率が上がって困るなら、団塊を年寄り扱いしないで働かせればいい、というようなことを書いていて、なるほど、それは手だな。と私は思ったんですよ。ぐずぐずしてないで、団塊を前期高齢者から即刻はずしてしまうといい。

この年代がいちばん、大勢いるんですから。これをいっきょに老人でないことにしてしまえば、とりあえず十年くらいはしのげるのじゃないか？　さいわいこの年代は、まだ自分が老人になったのに気づいていない。

これで、高齢化については、ひとまず解決したことにして、なんでそんなに、少子化で困ったことになってしまったんだろう。

人口爆発問題についてては、ひきつづき疑問はのこっているんだけれども、なんでも問題になるようなことっていうのは、それぞれの都合というのがあるからだろう、ということはうすうすわかる。

ある集まりで、食糧問題が話題になったことがあります。日本は世界中から食料を輸入していて、自給率がとんでもなく低い。しかし、いま休耕田にしているところを、すべて復活して、米をつくれば、とりあえず米だけは自給が可能だそうだ。と、戦争中にコドモだった先生がそういうと、若い大学の先生が、

「それはどうでしょうか？」

と、疑問をはさまれた。どうでしょうか？　って？　とみんながそっちを向くと先生、

「だって、おかずもないと……」

どうしても子供がほしい。どんなことをしても子供がほしいという人がいる。子供産

まないの、あんただけじゃないです。あきらめるっていう選択肢はないの？　とかいっても当人は、どう〜しても欲しいんですからね。先生、どうなんすか、不妊。

丁　不妊には男性不妊、女性不妊とあって、最近は女性不妊が注目されてますね。男性の精子はその都度つくってますから、中高年になっても意外と元気な人もいます。ところが卵子というのは老化する。

もちろん、男性不妊というのもあります。不妊症の四八％は男性側、あるいは男女双方に原因があり、四一％は女性が原因だろうと言われています。だけど今のところ原因のわからない不妊症も多い。いろいろ調べて、精子もちゃんとしてる、卵巣もちゃんと排卵している、卵管もつまってない。でもうまくいかないということが案外多い。

こういう時が漢方の適応になります。

でも、その前に、考え方として、なぜ不妊症が起こるのか？　丁説を披露しましょう。

南　でましたね、丁説。

丁　南さんも私もベビーブーマーですね。ベビーブームというのは、終戦直後に海外に行っていた約三百万の男どもが日本に帰ってきたから、子供が急にできたということになっています。たしかに戦争が終わって、日本もドイツもアメリカもベビーブームだった。

では、どこが一番すごかったかというと、圧倒的に日本です。これは歴史的な事実。アメリカの兵隊は勝ち戦です。おいしいもの沢山食べて、けがをしている人も少ない、待っていた女性側も、たっぷり栄養足りてます。アメリカでもベビーブームは起こったけれども、日本ほどじゃない。日本の兵隊は負け戦です。ろくなもの食ってないんですよ。

マラリア、結核でぼろぼろ、待ってる女性のほうも食糧難でろくろく食ってない。それなのに子供ができる。じゃんじゃん生まれた。ここです。ここに現代の不妊症を解決する鍵がある。

南　えっ？　鍵⁉

丁　昔から医者は「結核患者の子沢山」といいます。一般には「貧乏人の子沢山」ですね。いずれにせよ、条件がよくないときのほうが子供はできる。心身ともに満ち足りている、衣食住も満ち足りているときには子供ができにくい。これが漢方の考えです。

南　え？　漢方の考えですか？　丁先生の独自の丁説じゃなく？

丁　これは現象論です。理屈ではなく、そういうことがある。

南　結核の患者は性欲が昂進するっていうのは聞きますね。生物として危機感を感じているんだと、アレ、俗説じゃないわけですか？

丁　そうです。生存に対する危機感が子孫を残そうとさせる。だから北半球の動物というのは、一月から三月とかに繁殖期が多くあります。一月から三月というのはエサの状態が一番悪いときですよ。

野生動物は、秋に蓄えた栄養も全部使い切って、エサの新芽もまだ出てこない、ちょっと生存が危ない時期です。そういう時が繁殖期のものが多いのです。

自然の法則に逆らっちゃだめだ、それが妊娠の原則です。

男性不妊外来に行くと、特にわかりますが、体格のいい男がいっぱい座ってます。男性不妊だから、華奢な優男(やさおとこ)がいるのかと思うと、そうじゃない。アメフトの選手みたいなのがずらっと並んでます。

今は、不妊に対していろんな説明がされてます。環境ホルモンというのが影響してるんじゃないかとか、睾丸を締めつける下着がいけないとか。でもまずはやせて、ろくなものを食べないでいると、子供はできやすい。

南　へえーっ！　なるほど、そういえば昔はあの殿様とかが、めぐまれてるからあれですよね「殿、お世継ぎを」とか責められて大変だったり……。

丁　いや、殿様は実はろくなもの食べてないです。で、子供いっぱいつくってます。殿様は一汁三菜、冷えてて、うまくもないものを食べてました。

だって、お毒見係がまず毒見で、一時間くらい死なないで生きてますってことになってからやっと食べますから、いつも冷えたものでろくなもの食べてない、ですから江戸時代の殿様はずいぶん脚気で死んでます。で、子供はいっぱいいる。大人まで育つのは数人でしたが。

南　へえ～、そうなんですか、じゃあ、あれですね、不妊でどうしても子供がほしいって人は……。

Ｔ　痩せなきゃダメ。それから不思議と夫婦仲がこじれて別れ話が持ち上がったときに、授かる人が多い。「授かっちゃったから、またよりを戻すか」とかね。だから、浮気は危険なんですよ。いろんな意味でね。

南　いろんな意味……。

編集部　あのォ鍼やお灸、漢方医にかかって、西洋医学の不妊治療が効かなかった人に子供が出来たっていう話を、よくきくんですが……。

Ｔ　私のところにも不妊の人、結構来ます。いちばんむずかしいのは、機能はちゃんとしてるケースです。御主人のほうの精子も動いてるし、数もある、卵管も詰まってない、悪い病気に感染した病歴もない。排卵も規則的に行われている。でもうまくいかない。

　人工授精させて受精卵を戻してもダメで、流産を繰り返す人が結構いる。そういう人は抗精子抗体とか胎盤に対する抗体ができていて、うまく妊娠が成立しない場合も多い。

フニンデ
ナヤンデ
イルヒト

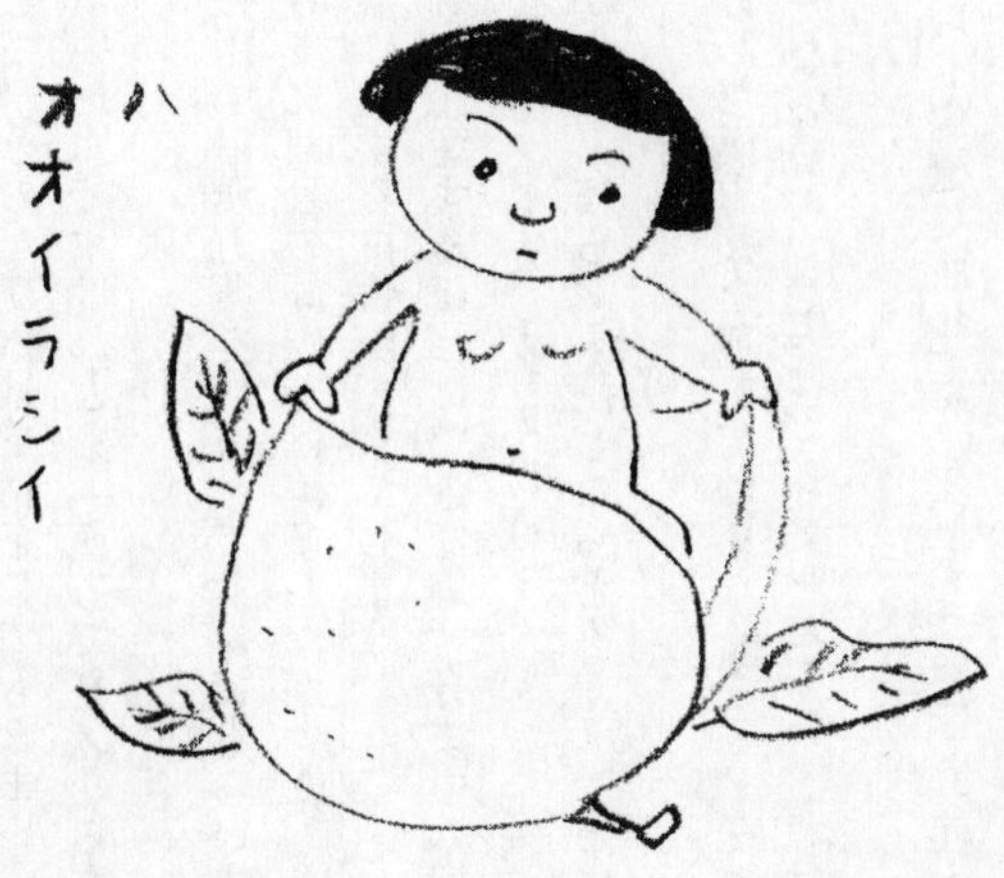

広い意味での膠原病、免疫異常です。夫婦仲はいいけれども授からない。

私のところに以前、八回流産をして、そのたび体外受精をしてもうまくいかない。A大病院の産婦人科でずっと治療していたんですけれども「漢方でダメならあきらめる」ということで来られた人がいました。

それで、膠原病とか免疫異常に使用する漢方薬を処方して飲んでもらいました。いつも三ヵ月以内に流産していたのに今度九回目の妊娠では流産しなかった。その人は、典型的な抗リン脂質抗体といって胎盤に対する抗体ができてしまう。

それは今回も検出されたけれども、流産するほどはできない。今まで八回も流産しているのでA大病院のほうでも慎重になりました。「今度はうまくいって経過はいいけれども、いつ流産するかわからないから、しばらく入院したらどうか?」といわれて、その人は困った。

A大病院に入院したら、私の処方した漢方薬を煎じてのめなくなる。それでも先生は「心配だから入院しなさい」。しかたないから、「実はコレコレこういうわけで、漢方薬をのんでいる」と告白をした。

すると主治医の先生が、「それなら、病棟で煎じて飲んで下さい」。八回も失敗しているのに四ヵ月、五ヵ月と経過してるのは初めてなんだから、これは何かあるかもしれない。

南　その先生、偉いですね。

丁　「婦長に煎じさせましょう」というので、毎朝、私の漢方薬を病棟婦長が煎じてくれたそうです。そうして、十ヵ月までいって、お子さんを授かった。

南　うわあ、いい話じゃないですか。

丁　「これはすごい」というのでA大病院でも学会発表したそうですよ。私はその主治医の先生の方がすごいなと思った。度量が大きい。その方はその後、A大の教授になられて、さらに病院長にまでなりました。

　ところで後日談があります。その生まれた子供が去年、「おかげさまでB大の医学部に入学できました」と挨拶に来られた。うれしかったですね。

南　映画みたい！　すごいなア、先生！　すごいですよ、おそれいりましたね。

丁　そのとき私は柴胡四物湯（さいこしもつとう）という処方をしました。それは膠原病や免疫異常があるときに使う薬です。普通は妊娠を助ける薬というのは当帰芍薬散（とうきしゃくやくさん）とかを使いますが、そうではなくてちょっと違うのを使ったんです。そういうことがいい結果を生んだんじゃないかな。

丁先生より

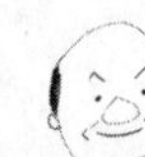

胎教は妊娠初期に

一般的に「胎教」というと、妊娠中におなかの中の赤ちゃんに音楽を聴かせたり、本を読み聞かせるなど、「胎児にとっていいことをする」ことといわれています。
ところが漢方的にみた場合には胎教は俗にいう「畑」、つまり母体の状態を整えることに重点をおきます。ですから、妊娠前や妊娠の初期こそ胎教に大切な時期なのです。これは西洋医学的にも理にかなっており、母体に余計な負担を与えないよう、妊娠前から心と体を平らかにするよう心がけます。

特に妊娠の初期は、ストレスや激しい肉体労働にさらさないことが大切。胎児の脳は、妊娠して約三ヵ月には完成しています。ところが最近の妊婦さんは、おなかもまだ目立たず、体に負担の少ない妊娠初期にはあまり大事をとりません。おなかが目立ち始める妊娠後期になるとようやく産休をとって体を休めますが、これは漢方的な胎教とは全く逆です。特にいけないのは「酒」「たばこ」「徹夜」で、この三つは妊婦の体に負担になるだけではなく、胎児の脳の発育と完成にも大きな負担になります。特にキャリアウーマンとして社会でバリバリ働いている女性は、漢方的な胎教と逆をしてしまいがちです。

つまり、妊娠前や妊娠初期こそ胎教に必要な時期なのです。次に大事なことは、余分な脂肪を体につけないこと。漢方はまずここから指導します。これは西洋医学的にも説明がつくことで、妊娠を維持するために必要な脳下垂体や卵巣から分泌されるホルモンは、脂肪と親和性の高いステロイドホルモンが中心です。ホルモンの分泌量は非常に微量で、余分な脂肪があるとそちらに吸着されてしまい、本来の標的臓器である胎盤や子宮まで届かなくなってしまいます。

そのために自然の摂理はどうなっているか。脂肪を急速に落とすために「つわり」が起こるのです。つわりになるとご飯が食べられなくなり、無理して食べても吐いてしまいます。お母さん方はつわりが起こると「胎児が発育しなくなるのでは」と一生懸命にご飯を食べますが、結局は吐いてしまう。つわりは急激に脂肪を減らすために起こるので、ある程度やせるまで続きます。そしてやせて脂肪が減ると必要なホルモンが胎盤や子宮に届くようになり、つわりが起こらなくなるのです。やせている人は意外とつわりが軽く、太っている人ほどひどくなります。妊娠前にきちんと体調を整えてやせておくのか、妊娠してからつらいつわりで急激にやせるのかということになりますが、結果としては胎児のためにいい環境を母胎がつくるためのステップなのです。

これは生存条件が非常に悪い環境に限って妊娠しやすいということに結びつきます。つまり、アフリカなどの飢餓に苦しむ地域では、自らが食べるのもやっとなのに、得てして子だくさんです。ところが飽食の先進国ではなかなか子供ができず、不妊に悩むご夫婦が多いという現状があります。これは社会現象でもありますが、実は非常に単純な生物学的なことでも説明がつくのです。漢方の考え方に則って妊娠初期は安静に過ごしますが、後期はむしろ体をよく動かした方が胎児の発育もよくなり、安産になります。妊娠後期になって一生懸命胎児に音楽を聴かせても遅いのです。胎教というものについて社会全体で考え直さなければいけない、そんな時代がきているのではないでしょうか。

19　頭の痛い話

「いやいやいやー、頭の痛い問題ですなあ」とかいう。

「そんなややこしいこと言って、頭痛くなる」とかいう。

ほんとだろうか？　と私は思うのだ。

私はいままでに沢山、むずかしい問題など出題されたり、ややこしいことを言われたことも数多いけれども、一度として、そういうことで頭が痛くなったことはない。

頭が痛くなるのは、風邪をひいたり、熱が出たりと、そんな時だ。お酒を飲みすぎたりした時も痛い。いや考えてみると、頭が痛いのはたいがいお酒を飲みすぎた時のような気もする。

「頭が痛い」というのは辞書的には「考えあぐね悩んでいる」ことを言うとある。悩んで痛んでるのかどうか、それには言及していない。

悩んでるといえば、近頃、ＴＶのアナウンサーなどがさかんに「悩ましいところです」と言うようになった。「何言ってんだこいつ」と私は思っていたのである。

「悩ましい」っていったら、それは「金髪でネグリジェ」とかそういうもんだろ、セクシーとか、ムンムンムレムレとか、そういうことじゃないか。なんで政治家のおやじばっかりが登場してくるような話をしてる時に「悩ましい」とか言うんだ！　と思っていた。

　で、辞書を調べてみたら「悩ましい」というのは「なやみを感ずる。難儀である。くるしい」ことだと書いてある。二番目に「病気などのために気分がわるい」とあって、私が悩ましいといったらコレじゃないか、と思ってた意味は、やっと三番目に出てきた。「官能が刺激されて心が乱れる」とあるのだった。

　なんだつまらないな、と思ったが、近頃はこの私の思う本来の用法である「悩ましい」というのは、ほとんど放送では聞かなくなった。「このあたり悩ましいところです」なんていうから「え？　どこ？　どこ？」と見てしまうが、そんなところは映っていないのである。

　そういうことで今回は「頭痛」です。

Ｔ　頭痛というのが曲者です。便秘だの下痢だの不妊という症候は客観的に判定できる。だが、頭痛というのは見えない。本人の自己申告を信用するしかない。人によっては「私は何か嫌なことがあると頭痛がします」「学校や会社に行こうとす

これは
ひじょうに
あやましい
です

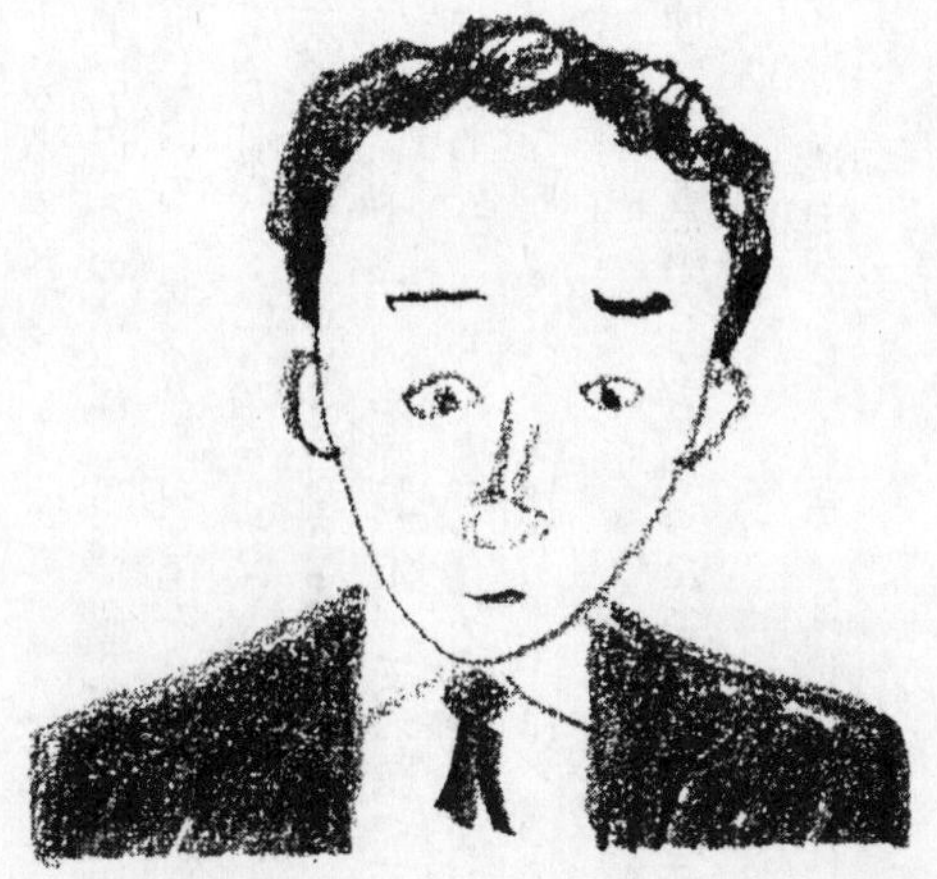

ると頭痛がする」という人もいる。本来は痛みと気分はちがうはずです。頭痛は主観でいくらでも表現が変わる訴えということになる。

南　はあ、いるんですね。ほんとに痛くなる人が……。

丁　痛み全般に言えることですが、痛みというのは人によって感じ方が違います。ボクシングでいくら殴られても痛くない人もいる。サッカーの選手で、試合が終わって脚がおかしいからって、レントゲン撮ったら骨が折れてたなんていうことがよくある。

南　サッカー選手だと、その痛くないのは才能ってことになりますね。

丁　そうです、骨が折れて、立てるだけでもすごい。それが走って球蹴って、汗びっしょりかいている。試合後にちょっとおかしいからレントゲン撮ると、骨がバッチリ折れてる。それでも試合中は痛みを感じていない。それくらい痛みっていうのは人によって感じ方が違う。

南　登山で滑落して骨折した人が、痛みを全然感じてなかった。とかいう話もよくありますね。

丁　そうです。試合で平気だったサッカー選手も、レントゲン見せられて折れてるとわかったら途端に歩けなくなる。

つまり痛みというのは変化する。変化はあっという間です。これを痛いと感じる閾値（いきち）といいます。閾はしきいのこと。しきいの高さが人によって違うし、同じ人でも状況によって違ってくる。

まさに頭痛もそうなんで、その時々、それぞれの条件で、同じものでも感じ方が違います。たとえば人によって差のある頭痛は、血圧が高くなって頭痛がするタイプと、血圧が下がると頭痛のするタイプの人がいる。詳しく聞いてみると血圧が下がって頭痛がするタイプの人は「頭が痛重い」んです。一方、血圧が上がって痛い人は「ズキンズキン」する拍動性の頭痛が多い。それを偏頭痛とも言いますが、偏頭痛は血圧が上がって脳の血管に圧がかかる。それで血管が広がってくると、脳血管を囲む神経が痛み信号を発します。また脳の容積は限られていますから、その圧を痛みとして感じる場合と、脳動脈瘤なんかがあって風船みたいに膨れて、その周りの組織を圧迫して痛みを感じる場合がある。

そういう「血圧が上がった時」に感じる頭痛は重篤な合併症を招くおそれがありますので要注意です。困るのは患者さんが、「今は正常で頭痛は消えましたが、昨日の夜、頭痛がして」と言うこと。こちらはどちらの頭痛かわからない。

頭痛がしたら、まず自分できちんと血圧を測る。頭痛のしていない時の血圧も測っておく。そういうことを励行して下さい。早く診断がつきます。

漢方では頭痛に「呉茱萸湯（ごしゅゆとう）」という薬を使いますが、これが苦くてすごくまずい。でもこれは頓服で効く。ズキンズキンしていたのに効きます。鍼も即効性があります。血圧が高くて頭痛がしているときに、鍼をすると血圧がすうっと下がって、あっという間に、五分以内に取れます。

だから鍼と漢方に入ってきたキッカケが、頭痛に即効性があったからっていう人が、医者にも患者にも非常に多いんですよ。

呉茱萸湯というのは非常に特殊な薬ですが、呉茱萸湯に配合されている呉茱萸という生薬は、ミカン科の植物の果実で、その中にサイクリックGMPという血管をリラックスさせる成分がいっぱい入っています。

だからこれをお湯でちょっと飲んでもらうと、あっという間に吸収されて即効性がある。ものすごいにおいと味なんで、飲まないでウガイするだけでも、口から吸収しますから、効いてくる。それくらい頭痛によく効く薬です。

実は呉茱萸にサイクリックGMPが大量に入っているのを見つけたのも私です。

南　すごいですね、先生。前からすごいとは思ってましたけど。血圧が下がって頭痛の時は、様子見てればいいってことですね。いずれ治る。

丁　もっと怖いのは患者さんの行動パターンなんですよ。近頃は患者さんやご家族の人が、CT検査を要求する。頭痛がしただけで「CTでくわしく調べてほしい」ってなる。これが困ります。脳腫瘍や脳の血管の異常で頭痛がするのは、CTを撮らなくても症状で判断できます。

南　なんか深刻な病気だったらやだな、と思うからでしょうね。機械で診てもらって、異常ナシっていってもらいたいんです。

丁　それがまずいじゃないですか。CTはすごい放射線を浴びますから、たかが頭痛くらいでCT撮っちゃいけない。

だけど今はそういう患者さんが多くて困る。患者さんはCTさえ使えば、脳の中はすべてわかると思っているけれども、実はそんなに簡単にはわからない。CTで詳しく見るためには、放射線をいっぱい浴びないといけない。

頭のCTを一回撮ると、胸部のレントゲンに換算すると千枚分くらいの放射線を浴びますから子供は、特に危険です。現在子供の脳腫瘍の何十%かは、CTの撮りすぎで起きてるのじゃないか、といわれているくらいです。気をつけなければいけない。

日本では開業医でもCT機器を持っていますが、世界広しと言えども、開業医がCTを持ってるのは日本だけです。

他の国では、開業医や家庭医はCTがありませんから、診察して「大丈夫ですよ」でおしまいです。血圧が高ければ血圧を下げてからしばらく様子を見て、それでも頭痛がするなら「もうちょっと詳しい神経学的な検査をしましょう」となる。

自分で血圧も何も測らないで「頭痛がするからCTを撮れ」。このように自分の健康を医者や医療機器に丸なげするのはどうかと思います。

南　先生、ちょっと血圧上がってませんか？

丁　「子供がちょっと転んで頭を打ったからCTを撮れ」とか、そういうことをやっているとキリがなくて、放射線を浴び過ぎて脳に悪性腫瘍ができてしまうことも起こります。

最近は、すごく脳の悪性腫瘍が増えてますから、気をつけないといけません。

南　たしかに機械や数値を介在させたほうが、科学的で正確な判断ができるはずだっていう、幻想がありますね。

丁　クリニックのほうも、高いCTを導入して減価償却しなくちゃいけませんから、患者さんのほうから「ぜひに」といわれたら、まず断る医者はいません。

それでまた医療行為が原因で起こる医原病がどんどん増えて、また医療費が上がっちゃう。何とかしなくちゃいけませんね。

南　頭痛がしたら、まず血圧を測る。それから何したらいいですか？

丁　頭痛がして吐き気がする。それからめまいがして、ろれつが回らないとかいろいろありますから。目をつむって、片足立ちをしてみて下さい。バランスを取るというのはとても大事です。片足立ちが一秒以内しかできなくなったら問題がある。普通は十秒は安定できるはずです。

南さん、初めてこられた時、できませんでしたね。

南　えーッ！　そうでしたっけ。じゃあの時どうにかなってたんですね。あの時はなんのまじないか？　くらいにしか思ってなかった。えーッ、心配になってきたな。

丁　今は大丈夫。あの時は脳の血流に悪いところがあったんですね。

南　血のめぐりが（笑）。

丁　今は問題ありません。目を開けて練習すれば、うまくなりますが、目をつむってだと練習してもうまくならない。これで自己チェックできます。

丁先生より

痛みの閾値を下げる病気

痛みには閾値があって、ケガなどで急に痛みが起こる「急性疼痛（とうつう）」の痛み方は人の感受性によって大きく異なります。急性疼痛よりさらに痛み方に大きな個人差がでるのは慢性疼痛です。

急性疼痛は原因がはっきりしているケースが多く、痛みの持続時間が比較的短いのも特徴です。鎮痛剤などもよく効くので西洋医学的に十分に対応ができます。一方、慢性疼痛は、リウマチや膠原病、昔のケガの痕や交通事故の古傷、嚙み合わせの不具合、骨折や手術の痕など、いろいろな原因で現れます。また、慢性疼痛の背景は複雑で、原因が不明だったり、そもそも痛みの原因となっていることを本人ですら忘れている場合もあり、経過が非常に長くなります。

また、慢性疼痛の閾値は、その人のおかれている状況で大きく変化します。例えば、更年期でホルモン分泌が低下し、しかも子離れするとそれまで気にならなかった痛みを感じるようになったり、冷えで痛みが誘発されたり……。まるで急に痛みが出現したようにみえますが、実はそれまで痛みを感じなかった古傷が、ストレスがきっかけで急に痛むようになったケースはよくみられます。特に夫婦関係が悪化すると、慢性疼痛は現れやすくなります。例えば、「舌痛症」という舌や口腔内のどこかが痛くなる症状の場合、ほぼストレスと関係しているといわれています。そのため詐病と間違われることもあり、詐病と疑われることがさらにストレスを生むという悪循環に陥りがちです。

西洋医学では、慢性疼痛は心身症に分類されがち。心身症は心療内科の扱いになることが多いのですが、最近では心療内科の役割について医師でも誤解をしている人が多いようです。

本来、心療内科とは一見して精神的なことが原因とされる病気でも内科的な原因を詳しく調べ、異常を発見して治療し、精神的な症状を治める診療科です。心療内科ができる前は、慢性疼痛の患者さんは精神科をすすめられ、抜本的対策を放置されて精神安定剤などの薬を処方されてかえって症状を悪化させてしまうケースも多々ありました。

慢性疼痛を訴える患者さんは、ホルモン異常や膠原病のように痛みの閾値を下げている内科的な病気が隠れていることが多々あります。それがストレスなどの原因で顕著になり、今まで気にならなかったような痛みや疲れを訴えるようになるのです。つまり、本来の原因である隠れた病気を治療すれば痛みの原因がなくなり、精神安定剤なども必要なくなります。そういうアプローチこそが、本来の心療内科なのです。

ところが今では「ストレスが原因で起こっている内科的な病気を治す診療科」と誤解され、「眠れない」「ストレスで食欲がわかない」「疲れやすい」などの理由で心療内科を受診し、本当の原因の内科的な異常は放置され、精神科の薬がどんどん増え、かえって病気を悪化させることも少なくありません。心療内科は患者にとって精神科よりも敷居が低いために「精神科もどき」になり、ちょっと鬱っぽいと安易に心療内科に行き、「プチ鬱」などというそれまでは考えられなかったような奇妙な診断がつけられることになりました。これは本来の心療内科の立場からは逸脱しているといわざるを得ないでしょう。心療内科は、原点に立ち戻ることが必要だと思います。

漢方専門医からみると、慢性疼痛と体質には強い相関がみられます。慢性疼痛を訴えるのは明らかに体力に予備力が少なく、無理のできない虚証タイプです。いわゆる実証タイプが慢性疼痛になることは非常にまれで、よほどのストレスがない限り現れません。

そもそも実証の人は痛みだけでなく疲労に対する閾値も非常に高く、ちょっとやそっとのことでは疲れを感じません。痛みや疲れは主観的な訴えであり、絶対値はありません。そのため主観的に疲れを感じなければ、「自分は体力と根性があるから疲れを感じない」と誤解してしまうのです。しかし、いくら実証とはいえ、無理をすれば自覚しなくても体にはこたえます。つまり実証とは「疲れを感じる神経がちょっと鈍い人」で、疲れを感じにくいあまりに仕事でも遊びでも休まずに全力投球してしまい、結局症状が現れた時には手遅れの大病になっていることがよくあります。

一方、虚証タイプは痛みの閾値が低く、慢性疼痛を感じやすい人。虚証の人は体力的な無理はせず、その日の疲れはその日のうちに回復させるという生活パターンを送っています。一見、頼りなく弱そうに見えますが、体質に則って無理せずに生活すれば、逆に健康で長生きすることができるのです。むしろ、薬などの副作用にも弱いので、神経科の薬を含めて薬の飲み過ぎを注意すべきでしょう。

20　貝原益軒のダイエット

私は、かれこれ三十数年、腹を出してきた。無理矢理出したわけではない。気がついたら出ていた。

高校生のころは、やせていると言ってからかわれていたが、これは単にやせているからだけじゃなく、顔は現在より、さらにパンパンにはれて大きかったのに、体のほうはやせていたからだった。

それでまァ、昔は「太りたい、太りたい」と思ってた。コドモのころ「やせたい」と言っているコドモなんか近所にはいなかった。

昔は、体重計というのは、銭湯に行って、のっかるものであって、各家庭に体重計などはなかった。

それで、銭湯の体重計の前では、体重の重い順にえばっていたものだ。「肥満児」というコトバがあらわれたのは、あれはもう、ずいぶん後のような気がする。

現代は、腹が出ている状態を「あたりまえだろ」「ふつうだろ」と言うのは、憚られる世の中になってしまった。一日に一回、私はツマに腹をつつかれている。

「なんとかしろ」

と、つついた理由を言う場合もある。

「そんなには出ていないだろう、出てるっていうのはこのくらい」

と言って息を吸って腹をふくらませてみると、

「出さんでいい」

と、またつつかれることになる。

テイ先生も診断をする時、私の腹を三本指で、くいくい押しながら、

「ぷよぷよです」と言う。

言われなくてもわかってますけどね。

南 先生、やっぱり、漢方的にいってもダイエットってのは必要なんですか?

丁 ダイエットというのは単に「食事」という意味ですが、日本語では「やせる」というのと同義になっていますね。

南 たしかに極端な肥満は、素人目にも不健康に見えますけど、どの程度からが不健康ですか?

丁 健康の概念はそれぞれ違う。人種によっても違う。昔は標準体重というのが言わ

れましたが、あれはやせすぎです。年齢によっても違うし、本当はすごく幅がある。今は美容上のことが加味され、特に女性の場合は、少しやせすぎのところがポイントになってしまっている。男性の場合は、もうちょっと肉づきがよくていい。ただし腹が出るのは格好よくない。

南　先生！　そんなこと言いますか？　それは、あれですか？　医学的に言ってですか？

丁　医学的には健康であればいいわけだから、多少肥満していても別に、血圧も正常で血糖値が高くない、スポーツも普通にできる、というのであれば、特にかまわないです。医学的な理想体型と美容上の体型にはかなり乖離があると私は思います。

相撲取りは、明らかに太って見えるけれども、実際に調べてみると、意外と脂肪が少なくて筋肉が多い。しかも、現役の相撲取りには糖尿病が少ないです。スポーツも何もやってない人が、あの体型になってたら、完全にメタボで、確実に糖尿になっててひどい状態でしょ。だから、やってるスポーツや生活環境によってもかなり違うと言えます。

漢方では、昔から肥満のことはあまり言ってません。古代では太ることがあまりできなかった。ほっておいてもそれほど太れない。

日本では戦前まで、あまり肥満のことが言われなかった。これは、寄生虫の保有率とも関係がある。総カロリーの二〇％ぐらいは寄生虫を養うために食ってるようなところがあリましたから。

南 宮沢賢治が、一日に玄米四合と味噌と少しの野菜って、さらっと書いてますよね。玄米四合って、ベラボーです。寄生虫かなりいたってことですかね。

丁 ちょっと前まで、中国でも肥満はいなかった。それが大都市を始めとして、だんだん寄生虫の保有率が下がってきて、その途端、肥満が出てきてます。ラクにやせたい人は寄生虫をのみ込んだらいいんです。

南 寄生虫学の藤田紘一郎さんは、のみこんで、名前もつけてたって言いますね。藤田さんは、寄生虫を駆除したからアトピーだのアレルギー症状がふえたって説ですが、先生はどう思われますか？

丁 正しい、と思います。

南 それってどういうメカニズムで寄生虫がいるとアトピーにならないんですか？

丁 回虫など寄生虫のエキスと一緒に、抗原（抗体をつくる物質）を注射しますと、その特定の抗原に反応するIgE抗体ができます。IgE抗体というのはアレルギーを起こす抗体です。

南 え？　ちょっと待ってください。そのIgE抗体ってのは、本来はどういう役割ですか？

丁 正常な人にはほとんどない。寄生虫と戦ったり、折り合いをつけたりする物質の可能性はあるけれど、正確な役割は不明なのです。

南　え？　役割が？　アトピーなんかの不都合なことを起こすしか、やることない？　何かはやってるんだけどわかんないっていうことですか？

丁　大したことはやっていない。ただ、ふえすぎるとアレルギーを起こす物質（ヒスタミンなど）を出す細胞と結合してアレルギーを起こします。

南　寄生虫をすりつぶしたものを注射すると、その不都合がやむわけですか。

丁　寄生虫が体の中にいると、寄生虫もおなかの中で死んだりしますから、そういうものを体が吸収する、つまり寄生虫のエキスを少しずつ注射するのと同じです。たとえば卵アレルギーのある人が、卵をちょっとずつ食べていくと、アレルギーが起こりにくくなります。脱感作（だつかんさ）といいますが、同じようなことが、寄生虫を持っていると起こると、そういう考え方です。

南　それは、まだハッキリしたわけじゃない？

丁　ヒトで実験したわけじゃありませんが、この考え方は支持されてますね。

南　最近は、〝なんでもかんでも滅菌、殺菌〟はまちがってたってことになりましたけど、この寄生虫を駆除するについては、もともとはそれなりの理由はあったわけですよね。食い扶持を二〇％奪われるってだけじゃなく。

丁　胆のうに入って炎症を起こしたり、脳に入り込んでしまったり、で、いろいろな病気が出たということがあります。何もなく一生を終わってしまう人も多いけれども、昔は盲腸炎というのは盲腸に寄生虫が入り込んで起こすんだ、という意見もあったりで、ともかく駆除!!ってことになっていました。

南　じゃあ、痩身法としては、寄生虫ダイエットは、ちょっと荒療治ってことですかね。でも、確かにアトピーって、ぼくらのコドモの頃には全然なかったですよ。そのかわり回虫がいた。

丁　寄生虫のことを抜きにして食事のことは語れないとも言えます。

次に、こちらが本論ですけど、漢方では食事というのを非常に重要視します。江戸時代の医師貝原益軒の『養生訓』でも、一番有名なのは、「腹八分目」です。

当時の食事の考え方は非常に健全で、現代でも十分通用します。原則は過食しない、規則的に食べる、なるべく加熱処理をしたものにする。ごく常識的なことです。

江戸時代は大体二食で、きちんと時間どおりに食べ、お酒もほどほどにして飲みすぎない。

食事のバランスを重視して、タンパク質と炭水化物、野菜の煮物、漬物のようなものも含めてバランスよく摂る。もともと日本には生で野菜を食べるという習慣はなかったんです。

貝原益軒の食養の考え方は明治まで影響が続いてました。たとえば白米というのは非

貝原益軒先生
体重計にのる之図

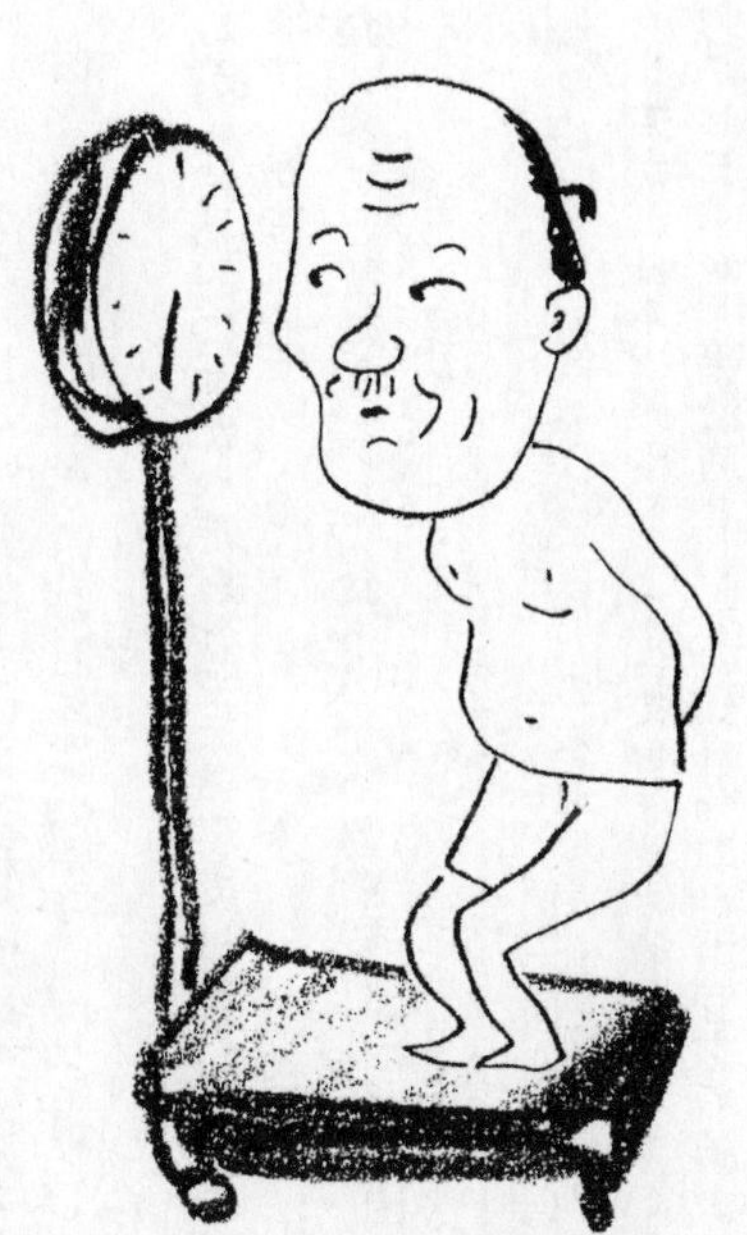

常に偏った食物だという考え方がありました。

軍隊や一部のお金持ちは、白米がおいしいので食べていました。庶民は玄米を食べていて、玄米も昔のものは、いまのようにちゃんと脱穀してないから、モソモソして食べにくい。

南　その食べにくいところが、結果的によかったわけですね。でも食べにくいのって、どうですか、やだなあ、毎食、毎食モソモソなんでしょ。

丁　それを二杯、三杯と食べる。非常にまともな食事です。何の変哲もない普通の和食、これが非常にいい。

南　いいっていうのは、ダイエットに？

丁　そうです。腸を鍛えるっていうのが、ダイエットの本道です。腸というのは、もちろん粘膜もいっぱいありますが、基本、平滑筋でできています。骨格筋ともいわれる横紋筋というのは自分で動かせますが、平滑筋というのは自分の自由意志で動かせない。

じゃ、どういうときに動くかというと、腸に何かが来たときに、自動的に動く。その来たものが消化しづらいものだったら、頑張って蠕動運動して消化する。消化しやすいものだとあまり動かない。

なぜ、食事指導で食物繊維ということを言うかというと、腸を動かすためです。腸が一生懸命動くと腸の筋肉はエネルギーを使うので、食事をしながら運動をしているようなもんです。

これが、完全流動食や甘ったるいジュースなんかが来ちゃうと、腸は動く必要がなくなってしまう。腸は額に汗して働こうとしているのに——腸に額はないか（笑）——がんばって働いて、最終産物となる糖が、いきなり来ちゃうわけだから、やることなくなります。

こういうのを筋肉の「サルコペニア」と言います。筋肉が衰えてしまうのです。老人性サルコペニアといったら、これは老人が運動しない、散歩もしないで筋肉が衰える、そうすると転倒しやすくなって、骨が折れて、寝たきりになりますね。そしてぼけて、死んでいく。

同じことが、腸に起こる。腸のサルコペニアは、もっと恐ろしいことに二十代の若い人にも起こっている。体格のいい人、ぶくぶくに太って、清涼飲料水をがばがば飲む人、そういう人には腸のサルコペニアがある。腸壁が紙のように薄くなっているので、今度は固形物を受けつけなくなって、ますます軟らかい、糖分の多いものがほしくなって、皮下脂肪だけ増える。

ですから、ダイエットで大事なのは、実は腸なんです。一生懸命、運動してやせようとみんなしますが、その前にやることがある。みずからの腸を鍛えてくださいということです。

今のは筋肉の話ですが、腸内環境も大事です。人間の体の中で一番、細菌がいるのが腸です。腸が弱ってくると、なんと免疫も弱る。腸には免疫細胞の六〇%以上が集まって、腸ではぐくまれています。ですから、腸が弱ると免疫力が落ちる。風邪をひきやすくなる。太っていて体格がいいのに病気ばかりしている。これは腸が弱っているからです。

腸の丈夫な人は、意外と太りません。腸が弱ってサルコペニアになっているような人がどんどん太っていく。歯止めがきかない。こういう人がダイエットをしても、続かない。腸に筋肉がないからです。ダイエットをしようというなら、まず腸の筋肉のリハビリが必要だということです。

ホルモン焼き、食べたらわかるでしょう。あれは筋肉ですからね。なかなかかみきれない。

清涼飲料水には、転化糖というものが入ってます。コーンシロップ、ガムシロップみたいなものです。あれはすごく体に悪い。ああいうものを飲むようになったのが、極端にデブのふえたワケです。飲みやすくするために野菜ジュースやスポーツ飲料にも、入ってます。

南　貝原益軒が現代人の食事みたら腰ぬかすほどびっくりしてなげくでしょうネ。

摂養とはなにか？

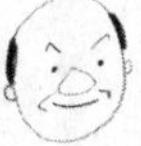

丁先生より

貝原益軒が『養生訓』という著書で伝えたかったのは、食事による養生すなわち食養だけではありません。一人ひとりが自らの健康管理をすることが、社会人としての責任だという精神、理念です。健康でいることは、すなわち社会に貢献すること、奉仕することで、ただいたずらに長生きをするのではなく、常に生きる目的を持って社会的な責任を果たしていくことが重要なのです。

この責任を果たすためには、「摂養」が重要なキーワードになります。摂養とは、「節制」や「養生」、「保養」などを含む広い概念であり、「予防」や「未病」、「治療」、「保養」、「看病」、「介護」を経て、最期の看取りまで、人生をトータルで考えます。江戸時代には「養生」よりも「摂養」という言葉を使いましたが、それは摂養に個人ではなく、家族単位で取り組むという認識が強く、家族全員の健康は家族で守り共有するものだったのです。

たとえば子供が病気になったとき、たとえそれが遺伝的なものでも、病気が発現するときには食事、栄養、節制など家庭環境が大きな影響を与えています。特に妊娠中の喫煙、飲酒などの不摂生が小児の心臓病を始め、きわめて多くの疾患の発現に関係していることが最近明らかになりました。そのような現象は、大人でも例外ではありません。

ところが、最近では「奥さんが自分の健康のためにジム通いに精を出し、夫のご飯はスーパーで買ったお惣菜ですませる、子供は塾通いでファストフードやジャンクフードを食べている」という家族の風景が、日常的にみられます。これは、家族の健康は家族が責任を持つという「摂養」の観点からみるとおかしなことで、医療システムが崩壊寸前の今、それに気付かなくてはなりません。

確かに、日本の医療は危機的な状況に直面しています。特に国民皆保険制度は崩壊寸前で、誰もが等しく医療を受けられるシステムを継続すること自体、すでに危うい状態です。

一般的に医療費の高騰は、高齢化社会が主な原因といわれていますが、もっと根本的な問題は他にあると思います。それは、日本の国民が「自らの健康を医療機関に丸投げしている」という現状です。普段は自らの健康をかえりみない不摂生を繰り返しているにもかかわらず、病気を発症すると自らの生活を反省してセルフメディケーション（自己治療）を試みることなく、すぐに病院に行って医師に治療をゆだねます。自分で養生もしないくせに治りが遅いと医師を批判したり、病院を替えたり、あげくのはてには訴えたりします。この安易な受診こそが、国民医療費の膨張の根本的な原因なのです。受ける側が変わらない限り、たとえ政府や医療機関が制度の改革を行ってもこの問題は解決されません。逆にいえば、一人ひとりが自分と家族の健康に責任を持って生活をしていれば医療費を削減することができるのです。江戸時代の日本人の知恵に学ぶことも大切です。今日ほど、国民に「摂養」が求められている時代はないと思います。

21 がんにも個性がある

いま、いちばん恐れられてる病気っていったら、がんですけれども、同時に「日本人の三人にひとりはがんで死ぬ」だの、成人の「二人にひとりはがん」だのって、ものすごく身近な病気でもあるわけです。

がんが恐ろしい病気だっていわれるのは、とってもわかりやすく人が衰弱するっていうのもありますね。いままでピンピンして、バリバリ仕事していた人が、急にやせてくる、ものすごくガリガリになっちゃった、と思うまもなく、コロッと死んじゃう。

そういうのをコドモの頃からワレワレは見聞きしてきた。「奥の鈴木さんのダンナ、最近、ばかに痩せてきたけど」「がんですかね」とか、近所のうわさを大人がしているのを聞いてる。いくらもしないうち、鈴木さんとこのおじさんが死んでお葬式、なんてことがよくあった。

これは私の、昭和三十年代くらいの記憶ですけれども、たしかに当時は、発病してから亡くなるまで、あっという間だった気がします。安保徹先生の本を読んでいたら、これは当時の住宅事情と関連しているということでした。即ち当時は一般に住宅がスキマだらけで、体が冷えやすかった。

住宅の気密性が高くなった現代は、昔のような、むやみに早いがんの進行はなくなった。というんです。へーえと思いましたね。

もう一つ、へーえと思ったのが丁先生の本の中にあったこんなフレーズでした。「食欲のなくなったがん患者に、むりやり栄養を与えてはいけない」。この通りの言い回しじゃありませんが、大意はつまり、患者に栄養を与えるというのは、即ちがんを元気にする、ってことです。

いままでの看病の常識では「食欲なくても、これ食べて、体力つけなきゃ」っていうもんでした。

「がんになるのは元気な人」っていうのも、へーえ、でした。日頃から元気のない人、無理のきかない人は、ちょっと風邪ぎみだと、もう会社休んじゃう。徹夜なんてとてもとても「無理……」な人よりも、声はでかいし食欲もある。アルコールもがんがんいって、飲んだあとには、必ずしめにこってりラーメン。電車ないからサウナで一泊して、翌日は元気に出社みたいな人ががんになりやすいっていうんです。

「がんは甘いもの好き」ってのも「へーえ」でした。

ＰＥＴ検査の原理も、がんの甘いもん好きなところを利用したものでした。

そうして、最近もっともがんに関して「へーえ」だったのが、表題のコトバなんですよ。

「がんにも個性がある」

え？　と思いますよね。がんの個性って……？

T　その人の細胞の一部が異常になって、その人の体をむしばむ、っていうのががんです。がん細胞といったって、根っこはその人の細胞なんだから、がんにもその本人に由来する個性がある、体質があるわけです。

大部分のがんは漢方でいう実証体質の人がかかります。日頃、病気知らずで元気、声も大きく疲れ知らずで働き者。存在感のあるそういう人から出るがんがほとんどです。

ところが、少数ですが虚証、すなわち体力もない、気力もない、寝だめ食いだめがダメ。決まった以上の仕事をすると、すぐに倒れちゃう、寝込んじゃう。そういう弱い人にもがんは出る。

しかし、こういう人のがんは、がんも弱いんです。このような虚証の人は自分は体力がなくて徹夜もできない、そんなこと、したこともなかったが、介護をしなくちゃならなくなった。自分の両親、さらに亭主の両親と、相次いで介護の連続。そうすると持続ストレスでがんができます。

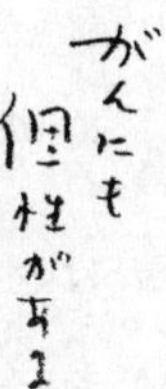
がんにも
個性がある

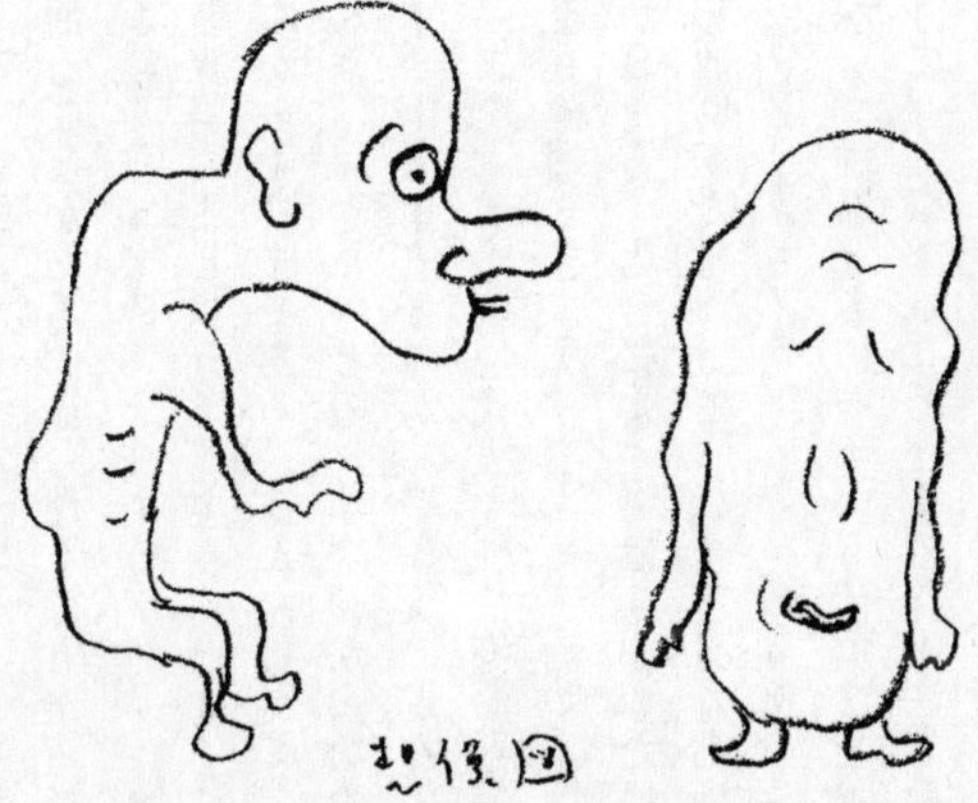
想像図

がんになったので、介護ができなくなった、何もしないで死を待ちましょう。っていうんで「お祈り」したり、サプリメントを飲んだりするだけで、さしたる治療もしないでいる。と、こういう人のがんが治ることがある。治らなくても全く進行しない。ところがこの人に「あなたはがんだ。組織を取ってみるとまちがいない、治療しましょう」と標準治療で抗がん剤、手術、放射線当てましょう。ってやるとすぐに死んじゃいます。

がんといっても間口が広い。ぴんからキリまである。ぴんだけ見ててもダメ、キリだけ見ててもダメです。この人のがんは、いったいどのタイプのがんなのか、漢方ではそのようにがんの個性を見るわけです。極端な実証のがんや虚証のがんのみを例にして治療を一律に決めるのはまちがっています。多くの現代医学の治療法も偏っているし、がんは治療しないほうがいいとの学説も極端すぎます。

私のところに、がんの患者さんが来たら、場合によっては「あなたは何もやらないほうがいい。もし心配だったら、軽く放射線だけかけて、様子を見たらいい」と言う場合もある。「急ぎましょう、取れるだけ取りましょう。抗がん剤もやったほうがいい」と言わざるを得ない場合もある。しかし、両者ともにそういう治療法を示すと同時に、その人に体質ということを教えてあげて、食事をはじめとする養生法も教えます。

特に実証の人は、実証のままに生活をしていてはダメです。過剰な反応性や、過剰な元気で、がんになったって宣伝して回ったりする。こういう人には瀉剤（しゃざい）と言いますが、過剰な反応性を抑えるような薬を出します。

そうすると、体調が普通の人、凡人になって夕方には疲れてしまうかもしれません。しかし、がんの進行はぐっと抑えられます。

逆に、うんと虚証の人には、体力を補ってあげなくちゃいけません。抗病力、免疫力が高まってくる。ですから、どれか一つでがんを全部論じちゃいけないんです。

南 がんになるっていうのは、細胞が生成の過程でミスするわけですね、免疫系はそれをいつもウォッチしていて、本来ならミスして不完全な細胞はつぶしてしまうわけでしょ？　いま、お話のあった実証タイプ、元気なわけですから、免疫系も元気なんですよね？

丁 過剰な免疫反応は自分の体も傷害します。少しクールダウンさせることで、免疫系を調整する作戦です。

南 がんのほうをクールダウンさせといて……。

丁 実証の人というのは免疫系を無駄遣いします。私は「免疫はお金と一緒だ」と言ってるんですが、生まれた時にもたされた一生分のお金は同じだけれども、若いときにうんと使って使いきってしまう人がいる。不規則な生活をしても何ともない。ムリなことをしようがなんともない、丈夫だからとやっていると、若いうちに免疫を使い切って、中年過ぎていろんな病気になりやすい。

虚証の人は、あまりお金遣いが荒くないんです。セーブしているから、かえって中年過ぎると、けっこう貯金があって、リッチな老後が送れます。それをがんと闘う力に差し向けてあげる。

これを私は「免疫貯蓄」と言ってます。免疫ってのは貯金できる。若いときから無駄遣いしないで貯金しなさいと。無駄に風邪ひくなと。不規則でふしだらな生活をして風邪ひいても実証の人は「風邪くらい何ともないよ」ですーぐ治っちゃう。

南　無駄に……。

丁　そう、それをやめなさい、貯蓄しなさい。虚証の人も、介護にうんと労力使ってしまうと貯金使い果たしちゃうんで、気をつけなさいと。でも、やっぱり実証の人ですね。メタボで、いつも明るく元気で、声もでかい。遊びも仕事もいっしょうけんめいで楽しいんですよ。ばんばん気前よく免疫力使ってますから。それはダメ。免疫貯蓄。

南　え？　声もダメですか（笑）。免疫ってことは寝る時間も大事ですね。

丁　関係あります。免疫というのは寝てる間に調整されますから、寝る時間をきちんと確保してないと、自覚的には体はなんともないと思ってても、実は無駄遣いにつながります。貯金ができない。

多少無駄遣いしてても、睡眠をきちんと取ってれば、またちょっと貯まる。虚証の人は規則的に寝ないとダメなんで、常に少しずつ倹約して貯めてるわけです。

南　発病ってことは、つまり本来働くべき免疫系の力が落ちちゃって、つまり働けてないってことですね。免疫治療っていうのは、それを外部から注入するっていうか、まあ、元気なときの免疫細胞を凍結保存しておいて、それを戻したり、免疫細胞を外で培養してふやしたところで、また戻してやるっていうのが、つまり免疫治療ですよね。これは、実証、虚証で、どういうことになりますか？

丁　虚証の人は免疫治療に向いてますね。虚証の人は効果が出ますが、実証の人は、何もしないで、ただ免疫治療だけしてても、お金と時間の無駄になってしまいます。生活習慣・食事を全面的に改めないとダメです。

南　それは、がんの個性っていうか、実証は生命力が強いから……ですか？

丁　そうです。もう何十年かすると「昔は、がんというのを十把一からげにしてたんですね。野蛮だったんですね」という時代になるでしょう。

南　病気に個性って、思ってませんもんね。

丁　がんと診断がついたら、みんなステレオタイプで、同じだと思ってしまう。組織型ぐらいは分けるけれども、胃がんは胃がんで、この人の胃がんもあの人の胃がんも同じ胃がんと考えて区別しない。

南　実証のがんの治療法っていうのは具体的には？

丁　進行が早いですから、進行の時間稼ぎの治療をまずしないといけません。なるべく体力が温存されてるうちに、いろんな治療をきちんとしていかないと。手術をしないといけない場合もある。とりあえず実証はほうっておくと進んでしまいますから、先手先手でやっていかないといけない。抗がん剤だけではダメで、マイルドな治療があまり許されません。

漢方を実証の治療に使うときは、ドラスティックな治療の副作用を抑える方向で使う。すき間を埋めるように漢方薬を使う。一方、虚証の場合は、漢方がメインになる場合もあります。

南 しかし、その実証、虚証っていうのも、ずっと変わらず一生実証は実証ってわけでもないんですよね。

丁 だから、がんの治療をすると虚証に変わってしまう人もいます。抗がん剤でボロボロになって、急速に虚証になる人もいる。

南 その見極めって、自分が実証だったとして、どうなると虚証に変わったことになるんですか?

丁 それは難しい。総合判断ですから。しかし、一つは体温ですね、体温が下がってきます。抗がん剤をやると、まず急性の反応として体温がどんどん下がって、血圧が上がる場合もあるし、脈拍が上がってくる。要するに交感神経優位型になります。うんと虚証になると、逆に血圧が下がることもある。

セリエの「ストレス学説」というのは、そういうことをうまく説明しようとしています。

南　がんていうのは、つまりストレスがひきおこすわけですよね。

丁　免疫が弱るようなこと、ウィルス感染や発がん物質のような化学物質が作用するのもそうだし、精神的なストレス、眠れない、不規則な生活を強いられる、というのもストレスなわけです。そうして、最後はがんががんとして存在するためには、免疫系が働かなくなる、または働くのを邪魔するような細胞ができた、ということになります。がんこそ生き方の決算書みたいなものです。

結核は抗生物質が治したわけじゃない

丁先生より

漢方の命に関する考え方によると、人間の命を「宇宙に浮いている塵」のように儚いものだとみなします。さらにその儚い一生を拡大してみると、そこにはあたかも風船のような形をした生命空間が存在します。生命空間から外れると、命が途中でも尽きてしまいます。

その生命空間はそれぞれで異なって狭い人もいれば広い人もいます。ところが一見異なるようにみえるこの空間も、その体積は実はほぼ同じと考えられます。したがって虚証の人は生命空間の広がり自体は狭めですが、体質にあった生き方をしさえすれば比較的長く人生を生きることができます。

逆に実証の人は生命空間のスペースが広く、一見自由度が高いように見えます。しかし体積自体は同じなので、意外と生命が早く燃え尽きてしまうことも起こります。つまり、虚証でも実証でも人間の生命空間はほぼ平等なのです。

同じことは、免疫系でもいえます。人間の一生に与えられた免疫力は、虚証でも実証でも、体が大きくても小さくてもほぼ同じ。無尽蔵に作られるものではなく、無駄遣いしてしまうと免疫貯蓄が早く尽きていろいろな病気の原因になるのです。

たとえばうっかり風邪をひいてしまったり、半徹夜をして生活リズムが狂ってしまったり、無駄なストレスを背負ってしまうなど、日頃のちょっとした健康管理のミスから少しずつ免疫貯蓄を無駄遣いしてしまいます。「免疫力は限りある資源」と意識し、子供のときから免疫力を無駄にしない健康観を育てることがとても大事です。

自分に与えられた生命力や免疫力は一定であることを念頭におき、必要な時に必要な量が使えるように、無駄遣いをしないで生きる。それが健康で天寿を全うする、東洋医学的な秘訣です。

虚証の人は感染症に弱く、かつてさまざまな感染症で免疫を消耗しました。その代表が結核で、虚証の人が結核になると免疫力が消耗されて命を落としました。ところが衣食住が十分になったいま、虚証の人でもバランスがとりやすくなり、感染症にかかることが少なくなったのです。抗生物質の発見により結核が少なくなったと誤解されがちですが、実は免疫貯蓄を無駄遣いしなくて済むような社会環境になったためです。

これと真逆なことが、現代の実証の人に起こっています。もともと過剰な反応をしやすい実証の人は、栄養が十分に足りるようになると免疫を無駄遣いするような行動に走りがちになります。たとえば極端に負担の大きいスポーツにはまったり、徹夜でろくな休みもとらずに仕事や遊びに熱中します。また暴飲暴食も多くなります。

もともと「食べる」ことは「異物を体内に取り込む」ことであり、本来ならば必要最小限の食物を体内に取り込むことが望ましいのです。ところが、過食が続くと体内で異常な反応が起こりやすくなり、免疫貯蓄を無駄に使いがちになります。

近年急増中のメタボリックシンドロームやがんはその特徴的な現れのひとつで、衣食住が十分になった現在、実証の人はもっと自分の生命力や免疫貯蓄を意識して生きなくてはならないのです。

がんも含め病気には再現性があるのです。発病前と同じことをしていると同じ結果を招きます。

22　進化する漢方医学

病気に対する常識というのは、時代につれて変わっていくものです。が、情報がこれだけ行きわたる時代になっても、その情報がサクサク効率よく伝わっていってるのかというと、そうでもない。

赤ン坊をマイカーに寝かせたまま、パチンコしたらいけないって、言ってもいないこっちの口まで酸っぱくなるくらいに、まァTVでさんざん言われても、毎年犠牲者が出るし、オレオレ詐欺に注意しろって、どんだけ言ったってあいかわらず巨額の被害が出てるのを見てもわかります。

ヒトのことは言えないのであって、われわれくらいの（いわゆる団塊世代の）おじいさん、おばあさんにとっては、がん＝病死っていうイメージはなかなか払拭できません。しかし、さすがに肺結核を肺病とか労咳（ろうがい）と呼んでいた時代の人のように、死病→業病（ごうびょう）→宿命、みたいなイメージでとらえてる団塊はいません。

だから、あるいは、もっと若い人にとってのがんのイメージは、ずいぶんと違ったものになっているのかもしれません。「患者よがんと闘うな」とか「完全放置すればがんは痛まない」とか「がん検診は受けないほうがいい」とか、といった意見も、一般的な考え方になってきてる感じです。

しかし、片方でそうした知識を持ちながら、がんになったと「告知」されたら……（そういえば、最近、告知っていわないですね）たいがいの人は、やはり動揺するだろうし「がん＝死」と思うんじゃないでしょうか。

まァ、がんというのは「老化現象」だと言いますから、老化の末に死があったってあたりまえなんですが、そのような道すじで「死」を意識するのではないので、やっぱり「がん」自体を、「死神」とか「運命」とかっていう、のがれがたいものとしてイメージしてるんだと思います。

ところが、漢方では、がんも回避できる。日常生活の心構えで、がんにならずにすむっていってるんですから、これは聞いといて損はない。

南　先生、がんにならずにすむ方法があるって、これはもっと世間は耳を傾けてしかるべきですよね。がんになったのは、自分の日常生活の送り方のせいなんだと、そういうふうに考える人が増えれば、いいわけですよね。

丁　がんだけではなくて、後天的な病気のほとんどは避けることが可能です。かつて私のグループが東洋医学と西洋医学を統合した研究をしました。まず漢方の体質にもとづいて分類をします。二十代の若い人を二百人くらいあつめて東洋医学的な検診をしてみると「東洋医学的に、かなり実証に偏りすぎている」とか逆に「虚証に偏りすぎ」っていう人が、それぞれ五％程度いる。やや実証、やや虚証を含めるとそれぞれ一〇％ほどになります。実証は一見元気ですが、自分の疲れに気づかず、疲れをためてしまうので病原菌などに過剰反応しやすい人です。インフルエンザになると高熱を出します。虚証は逆に抵抗力が弱い人をさします。熱は出ないのにすぐに肺炎まで進行してしまいます。二十代の若者は健康で大体中庸でバランスが取れて元気なんですが、このように実証や虚証に偏っている人がトータルで二〇％近くいる。百人いると二十人が要注意です。

そういう振り分けをした後に、全員に人間ドックと同じ血液検査と尿検査をする。そうすると異常値の出た人のうちの九割は、ほとんど虚証と実証に属する二つの集団の人なんです。

つまり、標準偏差から上下にずれたところから、普通の臨床検査での異常値を示す人が出て、中庸の大半の人は出ない。逆に発想すると、中庸の人に「人間ドック」だ「検診だ」とやっても医療費のムダ遣いなので、まずこれをやめましょう。検査費用は五分の一になります。そのかわり、余ったお金で、この偏った人たちの生活指導とインセンティブな検査、がんも含めて年齢に関係なくやったらどうか。そうすると国民医療費が

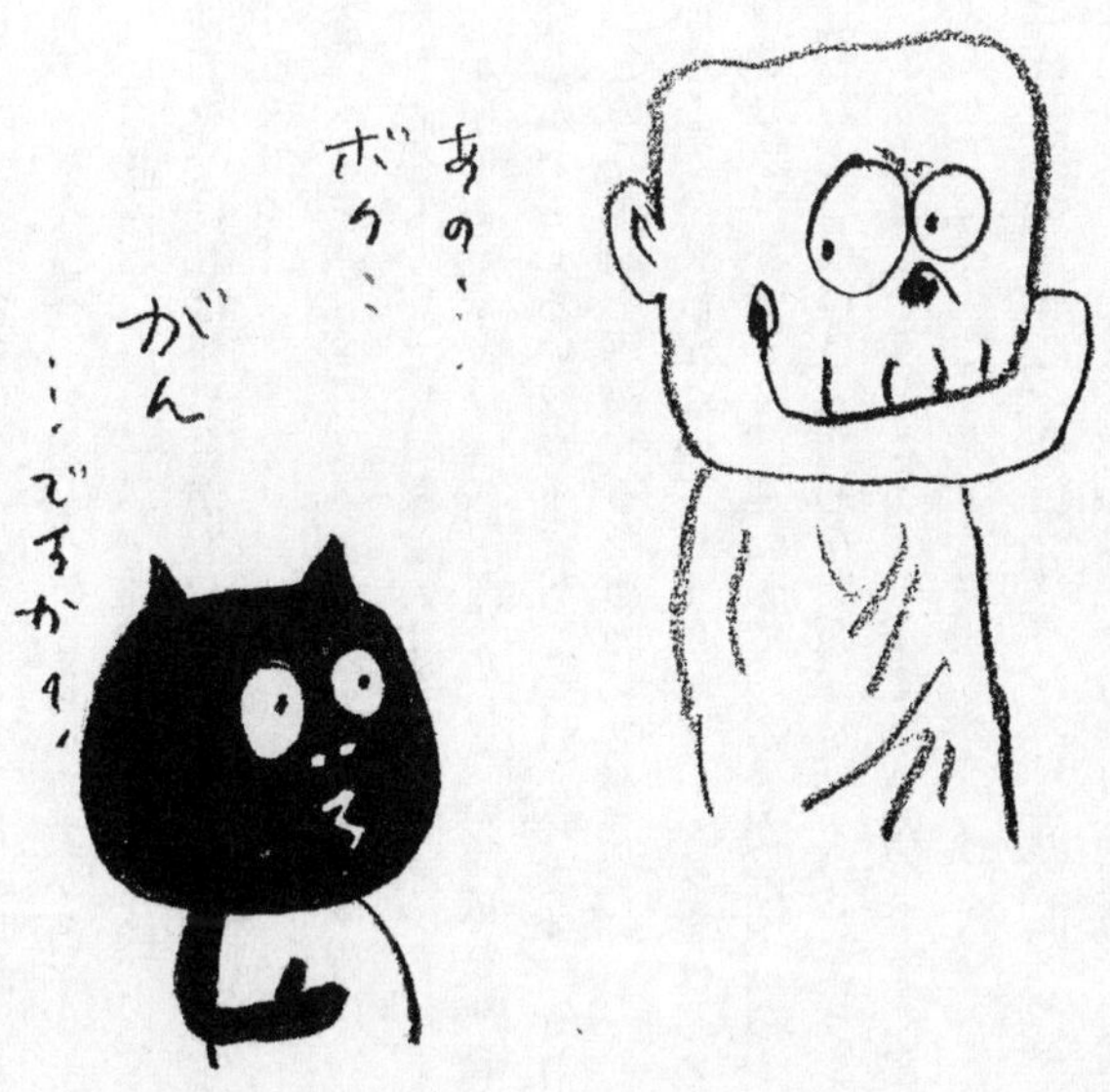
あの……
ボク……
がん
……ですか？

すごく抑えられるし、ムダな検査をしない分、その人たちの時間は有効につかえる。

南 先生、インセンティブな検査って、どういう意味ですか？

丁 実証の人は病気になりかかっても自覚症状がほとんどないので自分から検査を受けません。そこで検査を受ければ報奨金がもらえるとか、休みがもらえるといったエサを目の前にぶら下げるのです。

南 あー、そういう。ハイわかりました。その漢方的な振り分けって、すごくいいと思うんですけど、それ説得しないといけませんよね。

丁 全く自覚症状がありませんから、時間のかからない簡単な検査が必要です。そこで自動車会社が開発したおもしろいソフトに目をつけたのです。それはどうすれば自動車事故を減らせるかという課題を解決するためのソフトです。

自動車にはいろいろな安全装置がついてます。エアバッグをはじめハード面でいろいろやっても、事故は起こる。なぜか？　運転している人が酔っぱらってたらおしまいだし、不注意、脇見運転など、最後は人間的な問題、ヒューマンエラーに行き着きます。じゃ、ヒューマンエラーをしそうな人と、そうでない人を事前にどうやって見分けるか、これが自動車メーカーにとっての課題です。

一番端的なのが「疲労」です。「こんなに疲れた人は運転しちゃダメだ」ってのが瞬時にわかんなくちゃいけない。現代医学では「疲労物質は血液にでるので採血して調べましょう」といいますが、三日後に結果出てもしょうがない。

とにかく座って運転してるドライバーの状態を瞬時にアラームに直結して、リアルタイムで結果を出さなくちゃいけないのです。

その方法として「カオス解析」が出てきた。混沌の「カオス」。人間の脈や腸の動き、呼吸といったリズムのあるものには、みんなカオス性がある。

心臓の鼓動も一定かというとそうでない。走れば速くなるし、じっとしてれば遅くなる。じっとしてても一分間に六十くらいの脈拍がありますが、その六十の間隔は、同じ人でも全部違います。耳たぶや指先を容積脈波計にはさんで測定すればわかる。

その脈拍にカオス解析を加えると、疲労がたまってるとき、イライラしてるとき、眠いときでカオスのいろいろな指数の値が変わってくる。

ただリアルタイムと言いながら、今のコンピュータの性能だと解析するのに五分かかる。もうちょっと性能が上がれば三十秒遅れくらいで出てくる可能性もあります。このソフトはすでにほぼ完成しているので借用しました。

このソフトを手に入れて、東洋医学的な、つまり「実証、虚証」の人の値を比べてみると、かなり相関性がありました。

南　あー、それは説得力ありますねえ。

丁　ですから、伝統医学的な手法に固執する必要はないんです。両方あっていいんですが、ヒューマンエラーの防止策のソフトが、医療にも応用できる。

ここで大切なことは医者側のエラーをなくすことです。対象者全員に同じような人間ドックをやりますと中庸な人は「何でもない」「異常なし」の連続ですから、集中力が切れたとき診ている医者がヒューマンエラーをする。

人間ドックを受けたのに次の週に死んだとか、次の月にがんがわかったとか、よくあることなんですが、これ、つまり見逃しです。人間ドックの医者もヒューマンエラーをしてしまう。

たとえば百人の患者さんの人間ドックをしますね。結果を見ていくと九十五人が正常だったらどういうことが起こるのか、人間工学的に考える必要があります。

最初からスクリーニングをして、足切りをして「これがかなり疑わしい集団です」っていうのが持ってこられたら、目を皿のようにして見る。流れ作業で機械の異常を見つける作業している人、あれも本当につらい作業だそうですね。そういうことをずっとやってる検診専門の医者もつらい作業ですよ。

南　実証の人ががんになりやすいっていうのは、実証の人にがんのタネがあるってんじゃなくて、元気すぎてムリが利いちゃうっていうことなわけですよね。つまりムリする生活が、がんを招いている。

丁　実証の人は本当にがんになりやすい。実証というのは疲れを感じる神経がちょっと鈍いような人なので、一生懸命働いてしまう。一方、虚証の人は本当に疲れやすいし、無理が利きません。

ところが、今の世の中、グローバル化された社会の中では、うんと虚証の人も、うんと実証の人も非常に不利な状況にあります。

実証の人は疲れを知らず、ずっと闘いつづけられる。どんどんやらされます。虚証の人は、昔は適当なところで疲れてダメになってしまってたのに、コンピュータ作業とかは、座っているだけなので体は疲れない。座って我慢して、頑張ってしまう。これが、いろいろな病気を呼んでいる要因の一つだと、私は思いますね。

今の働くシステムというか環境が、非常に虚証や実証にとって、とってもつらい。そして本来は中庸だった人が、実証パターンに押し込められる。十を達成すると次は十二、十二を達成すれば十五を要求される。

介護の現場もそうですね。夜中に何度も起こされて、昼夜逆転の生活を強いられる局面が現代日本では非常に増えてきています。そうすると、一時的には無理が利いても長期的には病気になってしまうということです。

南　免疫とかで、本来病気にならないように人間の体はできてるのに、わざわざその免疫力を無力化するようなことを、体に強いてるわけですよね。自分でもそうだし、社会のシステムもそうなっている。

そうしちゃあ、病気になっちゃって、それ治すために、せっせと体こわして作ってきたお金をそのために、じゃぶじゃぶ使う。わかっててわざわざそんなことしてるわけじゃない。わかんないから、そうしちゃうんだけど、病気のほうから、自分の生活をながめ直してみると、つまり、そういうことをしてたんだな、とわかるわけですね。

大体われわれ、「人間は本来病気になる」もんだ、と思ってますよね。で病気になったら医者に頼るか、薬に頼るか、運を天にまかせるかしかない、と。

病気の原因、自分が作ってるなんて思ってないです。

「がん」なんて、絶対自分のせいだと思ってる人いないと思いますね。

丁先生より　進化する漢方医学

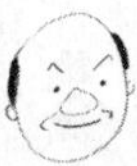

現在、漢方が見直されています。これにはさまざまな要因があります。ひとつは漢方薬や鍼の効果が科学的に証明されたことでしょう。特に現代医学ではなかなか有効性が認められなかった難病で、優れた有効性が認められています。例えば認知症という代表的な現代の難病があります。西洋薬でも効果があるものが開発されていますが、有効性は漢方薬の方が高く、アルツハイマー型やレビー小体型、脳動脈硬化型などタイプの異なる認知症にそれぞれ効果の高い漢方薬もわかってきています。

さらにアレルギーや膠原病、過敏性大腸炎、アトピー性皮膚炎などの難病難症への有用性も明らかになっています。

また、がんにも効果が期待されます。西洋薬による治療は切れ味が鋭いものの、患者さんは強い副作用に苦しみます。漢方薬を併用することにより副作用が抑えられ、さらに治療効果も上げることができます。このように漢方薬の総合的な効果が現代に認められてきているのです。どうも漢方薬や鍼はシステム全体がこわれているものを治すのが得意なようです。

ただ、この現状に甘んじてはいけません。これからさらに漢方薬が認められるためには、現代医学が行き詰まっている諸問題を漢方の応用で解決しなければ意味がないのです。

では、現代医学はどのような問題に直面しているでしょうか。ひとつは医療費の高騰により国民皆保険が崩壊寸前にあることです。また、医学が発展すればするほど患者が増えていくという問題もあります。本来医学が進歩して新しい薬が開発されれば、病気が治って患者が減少するはずです。

ところが、実際は患者がどんどん増えているのです。医療費は増える、患者は増えてみんな不健康になっている。かろうじて寿命は延びていますが、みなが何かしらの病気を抱えているという、おかしな状況に日本は陥っているのです。

今後は漢方の薬による治療効果だけでなく、漢方特有の健康観や哲学が大切になります。本書でもたびたび言及してきた「未病」や「摂養」という概念により患者と医療者両方の意識改革を行わないと、医療費の節減や病人の減少にはつながりません。

現代医療は「誰もが平等に最高の医療の恩恵を受けられる」ように設計されています。ところが実際はマスコミなどの影響により自分の健康に不安を抱える人が急増し、高い医療費のかかる検査をむやみに受診するケースが増えています。これは医療者側にも患者側にも問題があるのです。

一見病気がちに見えても、高度で複雑な検査の必要がない人もいれば、一見健康そうでも実は要注意状態で精密検査を受けてフォローすることが必要だという人もいます。それを見きわめる技術が、漢方医学の診断学にあります。十分科学化されていないので、まだ名人芸的なところがありますが、急いでこの分野に研究を集中すべきです。

西洋医学は大都市の設備の充実した病院と山間地域の診療所では診断精度に差がでます。これでは患者も医者も都市に集中するのはあたりまえです。漢方は患者さんの体から直接情報を引き出すので、どこにいても同じ診察・診断ができます。

今後は漢方医学を、治療のみならず、診断の技術として有意義に活用し、現代医学へ応用することが必要です。漢方医学に、科学的な根拠を与えることで、患者数を減らして医療費を削減し、自分の健康に自信をもって安心して生きていける明るい未来を作ることが可能になるのです。

あとがき

丁　宗鐵

今回、私と同世代の南伸坊さんとのかけ合いの中で、自然体の漢方の姿を引き出してもらったのではないかと思います。さらに漢方を取り巻く医療全体の問題点も複眼的な視点から触れることができました。表題も南伸坊さんのアイデアであり、これに本書の内容が十分に示されています。

私は大学入学直後から縁があり、すぐに漢方の勉強を始めました。当時の私にとって漢方は、正規の西洋医学の勉強に疲れたときに、楽しく学べる「趣味」としてのめり込んだ学問で、医学生の六年間徹底的に漢方を勉強しました。

正直に言いますと、大学を卒業するときは勉強しつくした感じを持ち、漢方を自分の専門分野にする気は全くありませんでした。漢方はあくまで個人的楽しみだったのです。むしろ西洋医学を極めたいという気持ちの方が強く、そのまま大学院に進学して勉強を続け、さらに国立がんセンターでも研究に邁進し、がんと免疫の研究を自分のライフワークにしようと思っていたのです。

ところがその後いくつもの数奇な出会いがあり、結局漢方の世界に戻ることになりました。当時の私にとっては思いがけないことでしたが、結局これは最良の選択であり、運命に心から感謝しています。

大学に入学した十八歳の頃からずっと師事し、謦咳（けいがい）に接してきた漢方の大家の先生方は、人間性豊かで本当に素晴らしい方ばかりでした。今思い出しても非常にユーモアにあふれた方々で、楽しく勉強する仕方を一から教えていただきました。

漢方では診察するときに特別な検査をするのではなく、とにかく自分の五感を駆使して患者さんに接し、患者さんの不調や悩みを聞きだして治療の糸口を見つけます。食事や生活習慣にまで立ち入って、患者さんの自己回復力を引き出そうと努めるのです。治療の手段も鍼や漢方薬というマイルドな効き目のものですが、漢方では西洋医学が失ってしまった「人間と人間とのふれあい」を尊ぶという、医学の基本が今でも大切にされています。患者さんとふれあう中でこそ、医師も成長できるのです。医療機器がどんなに進歩しても、医師と患者さんが力を合わせて病気を克服することには変わりがないのです。若いころに大切な基本を学ぶことができたことは、私の貴重な財産となりました。

話は変わりますが、海洋大学などで大船舶の船長候補になる人は、現代的な精密機械に管理された船舶だけでなく、昔ながらの帆船による航海が卒業前に義務付けられています。一方、一般の船のクルーになるには、近代的な実習船による遠洋航海を行うのみです。現代的な機械化された大型船に帆はありません。しかし、帆船も機械化された船も、「海に浮かぶ」という点は同じです。海の状態は一定ではありません。大きな波が来ることがあれば、思わぬうねりもある。さまざまな風が吹き、ときには大嵐におそわれることもあります。船の運航に責任を持つ立場になる人は、海の状態を体感し自ら見きわめる能力を身に付けるために、帆船での航海が義務付けられているのです。

医療の分野でも、これと同じことがいえます。最新の機器に満ち溢れ、体の微細なところまでわかるような検査機器や分析機器が日々開発されていますが、人間と人間とがかかわり合うという基本は変わらないはずです。特に最新の西洋医学も古くに成立したような漢方医学も同一の免許で取り扱うことができる日本では、漢方のような非常にプリミティブな医療をスタートとし、最先端の現代医学までも極めることができます。新しい医学と古い医学を柔軟にあつかえる医療人こそ、これからの臨床現場で必要とされるようになることは間違いないでしょう。

今回、南伸坊さんとの対話によって、漢方を学び始めた頃の楽しいひと時を思い出し、忘れかけていた新鮮な気分に浸ることができました。やっぱり漢方って本当におもしろいです。

文庫版あとがき

丁 宗鐵

漢方医学では、すべての病気は家族病、家庭病と考えます。一人の病人が出たということは、その家庭が病んでおり、いま一見健康そうな残りの家族も「未病」状態にあると考えます。たとえば家族の誰かが風邪をひいたら、残りの皆もほぼ同じ生活や食事をしているわけですから、風邪のウイルスを吸い込んでいつ発病してもおかしくない状態、つまり風邪の未病と考えられます。そこで漢方では一人風邪をひいたら、家族全体を治療していきます。

いま、日本の医療はかつてない危機に見舞われているといわれています。公平で自由に誰もが医療を受けられるシステムが揺らいでいるのです。その背景には、高齢化や医療の高度化に伴う医療費の激増と医療スタッフの不足、疲弊が挙げられています。しかし、この事態をもたらしたのはそれだけでしょうか。

かつての日本では、健康は自己責任でした。しかし現在、日ごろは気ままな生活習慣を送って全く健康を意識していないのに、体調を崩した時にだけ病院に押しかけます。つまり、自分で責任をとらずに健康問題を医療スタッフに丸投げしているのです。

長い歳月、歴史に淘汰され残った漢方医学には、健康に関する多くのノウハウがあります。現在日本では、漢方薬は約七〇%以上の医師によって処方されています。せっかく漢方薬が身近になったのですから、医療の専門家でなくとも、健康を守る武器として漢方医学の知恵に学びませんか。これからの健康のキーワードは、漢方医学の知識、未病、そして自己責任です。健康であることは自分自身のためでもあり、社会的な責任ともいえます。崩壊寸前の日本の医療を立て直すのは医療の専門家ではなく、患者自身なのです。

本書では未病から病気まで、初期治療の立場から漢方医学（漢方薬＋鍼灸）、養生、食養生、漢方の健康観を分かりやすく解説しています。文庫本化するに際して全面改訂しましたが、本書中の年齢、治療法、医療に関する統計データ等は単行本発行当時のものです。ぜひご自身とご家族の健康生活に役立てていただきたいと思います。

文庫版あとがき

丁先生はすばらしい

南　伸坊

『丁先生、漢方って、おもしろいです。』が文庫になる、と聞いて私はウレシイ。この本はもともと私の発案ではなくて、矢坂美紀子さんの企画だった。そのことは「まえがき」にも書いてます。丁先生の「おもしろい話」の本なら「ヤル気あります」ということで、発進した。

もちろん、漢方の本でもあるわけですが、私は「おもしろい本」を作りたかったのです。タイトルに「おもしろいです」と入れたのはそういうわけでした。

本にする過程で、丁先生も職業柄、いつも話すよりややマジメに書き込まれたりしました。編集部の意向もありましたが、先生にも「書いておきたい」という気持ちがおありだったからでしょう。

あるいは「そこがよかったんじゃない」という人もおられるかもしれませんが、私が作りたかったのはタメになる本より、脳が冒険する、心が躍る、おもしろい読書を体験できる本でした。

幸い、何人もの人に「おもしろかった」と言っていただけてウレシカッタ。

実はこの本に入らなかった、丁先生のコドモ時代や、青春時代のものすごくおもしろいエピソードを語っていただいた『漢方的生き方のすすめ』っていう本が、四年後、つまり二〇一八年の三月に毎日新聞出版から出ました。

こちらも、とってもおもしろいので、ぜひ併せて読んでほしいと思います。両方読んだ私の友達（いつも冗談ばっかり言ってるような人です）が、真顔で、

「丁先生という人は、すばらしい人だね」

と言うんです。

「そう！　そうなんだよ!!　そうなんだ」

と私は言いました。丁先生はすばらしいんだ。

そのことを私は「丁先生はおもしろい」と「自分語」でそのように言うんです。

そう言ってもらいたくて、私は丁先生の本を二冊作ったんだな、と思ってるのです。

この文庫本が加わって三冊になります。

私は、丁先生のすばらしさを伝えたいと、ものすごく思ってる人間です。どうしてかっていうと、「おもしろい」からです。

解説

呉　智英

南伸坊はいつも元気で快活である。私が一歳だけ年長の同世代、付き合いは長い。どうやら南の方が長生きしそうなので、俺の葬式の時は南が葬儀委員長な、挨拶では俺の顔真似をやってくれ、などと冗談を言っていた。ところが、南に肺癌の疑いがあった。結局誤診、というより、単に何でもなかったのだが、医者に「十中八九、肺がん」と言われた時は、「夜もおちおち眠れな」かった、という。ああ、南でもそうなのか、と思うのと同時に、お互いに常に病気や怪我の心配をする年齢になっているのだなと思った。

そんな南が偶然に漢方医の丁宗鐵先生と知り合いになった。きっかけは、南の奥さんが最初に診てもらい、大層名医で、しかも面白い人なので、ぜひと勧められて診てもらったら、本当に名医でやっぱり面白い。南がまた惚れ込んだ。そして、対談形式の漢方レクチャー本、すなわち本書が出来あがった。

南からはかねて丁先生の話を聞いていたが、話半分に思っていた。ところが、本書を読むと百パーセント名医で百パーセント面白い。いや、そういう言い方をするとかえって信用されないので、八割名医で八割面白いと言った方がいいかもしれない。相撲だって八割白星なら優勝に手が届くし、野球で八割打てば天才打者である。

私はかなり昔から漢方は効くという考えを持っていた。これが、素人考えながら、八割効くのである。効かない時は効かないけれど効く時は効くのである。

私がよくのむ漢方薬は、風邪の時の葛根湯、足がつる時の芍薬甘草湯、そして「万能薬」朝鮮人参エキスである。

ある時、葛根湯をのんだら、変にムラムラする。ははあ、さては、と思って本棚から某女優のヌード写真集を取り出したのではなく、百科事典を取り出して調べると、やっぱりそうか、エフェドリンの元、麻黄が入っている。エフェドリンは広義の覚醒剤で、スポーツ選手のドーピングにも悪用される。もちろん、医学的効用もあり、交感神経を刺戟し、発汗をうながしたりする。なるほど、こういう成分が他の薬理成分と複合的に作用して風邪に効くのかと思った。本書にもその機序が書いてある。

それならば、麻黄からエフェドリンを抽出してエフェドリン単体で服用すればいいではないか、と思うところだが、そうではない。西洋医学はその方向に進んだのだが、漢方は違った。

丁先生はこう言う。「東洋では薬はアモルファスで曖昧なものでいい」。アモルファスとは非結晶的ということだ。要するに、敢えて単体化しないのである。

朝鮮人参についても、丁先生は「本当に効く」と説明する。私も前記のように時々のむのだが、確かに効く。興味が湧いたのでいろいろ調べてみると、丁先生のアモルファス説と同じであった。有効成分を抽出し、それを化学合成すれば大量に安く（朝鮮人参は恐ろしく高い）供給できると思うところだが、そんなことはしない。そもそも朝鮮人参の中には数百種類の成分が入っており、それが複雑にからみあって効いているのだから、単体で抽出して服用することに意味はない。そういう医学観、医学思想が漢方なのである。

というと、丁先生は山の中に庵を結び薬草を採取しているちょっとアレな自称医者と思う人がいるかもしれないが、全然ちがう。少し先走ったことを言うと、本書の続篇でやはり南との対談講義である『漢方的生き方のすすめ』に詳しいが、完璧に西洋医学をマスターしている。日本で横浜市大医学部に学びアメリカの著名な癌研究所に留学もしている。現在は日本薬科大学の学長を務めている。西洋医学に精通した上で、漢方医学再評価の先頭にいるのである。

漢方医学というのは、漠然と代替医療の一種とされている。標準的な医療ではない医療という意味で、その中にはオカルトやインチキの自称医療が多い。私はその実態を告発したドキュメンタリーの本を何冊も読んでいる。S・シン、E・エルンストの共著『代替医療のトリック』（文庫版改題『代替医療解剖』）はその代表格で、代替医療の実態や成立史を詳細に検証し徹底的に批判している。

特にホメオパシーとカイロプラクティックについては、その成立と普及の過程がほとんど犯罪のノンフィクションを読むようでまことに興味深い。ホメオパシーなど、そもそも科学的に成り立たない理論が公的な医療として認められ、莫大な利権を生むまでになっている。批判は当然というより遅きに失した感がある。

しかし、この本の中で鍼とハーブ（生薬）の章については異論がある。この本では、生薬は効くには効くが、有効成分を特定しそれを化学合成すればいい、とする。これは漢方医学というものを理解していない人たちの考え方だ。鍼も確かに効くこともあるが、経絡（つぼ）というものは解剖学的に存在せず、単に刺戟を与えれば体調がいくらかよくなるというだけのことだ、とする。これも漢方における人体というものを理解していないようだ。

こうした行きすぎはあるが、それでもオカルト医学やインチキ医学は批判されなければならない。今もこれに惑わされて無駄に巨額な医療費を使い、しかも助かる生命が助からない例が多いからだ。女優の川島なお美は純金の棒で身体を撫でる治療を続けたが、胆管癌には全く効果がなかった。キャスターの小林麻央は気功師が手をかざして気を注入する施術を受けていたが、乳癌が治ることはなかった。

こういう治療法と漢方とは全く違うのである。

前に、私も漢方薬を愛用していると書いた。八割方効くし、効かない時は効かないと、体験的に思っている。丁先生も、これに近いことを言う。

「漢方薬を普通の健康な人にいくら投与してもほとんど効かない。これがまず漢方薬の特徴の一つです」「だけど、どこか異常な人には非常に効く」「漢方薬をみんななかなか信じてくれない」

これは漢方の医学思想が理解されにくいからだろう。ただ、丁先生の実績と活動によって、漢方の思想は徐々に浸透してゆくにちがいない。

今引用した箇所に続けて、丁先生はこう言っている。

「どうやったら信じてもらえるか、私も若ハゲの頭を悩ませていたというわけです」

続いて、南が言う。

「いま若ハゲとおっしゃいましたね、その後、毛生え薬を研究していない」「ハゲに効く漢方薬はまだ見つけてないいんですか」

南よ、お前はこれまでの丁先生のレクチャーをちゃんと聞いてなかったのか。漢方薬は健康な人に投与しても何の効果もないと、丁先生は言っているではないか。漢方薬がハゲに効かないのではない。ハゲは病気ではないのだ。健康な人に効く薬は漢方薬には存在しないのだよ。

南よ、お前はバカか。

丁先生、バカに付ける薬を早く発明して、南の頭に塗りつけてやって下さい。

（くれ　ともふさ／評論家）

丁先生、漢方って、おもしろいです。 朝日文庫

2018年11月30日　第1刷発行

著　者　丁 宗鐵　南 伸坊

発行者　須田　剛
発行所　朝日新聞出版
〒104-8011　東京都中央区築地5-3-2
電話　03-5541-8832（編集）
03-5540-7793（販売）

印刷製本　大日本印刷株式会社

ISBN978-4-02-261948-8

朝日文庫

中川　恵一
がんと死の練習帳
がんはなぜ苦しいのか？　死はなぜ怖いのか？　専門医がさまざまな分野から明快に説いた、「怖い」「苦しい」を「よく生きる」に変えるヒント。

内澤　旬子
身体(からだ)のいいなり
《講談社エッセイ賞受賞作》
乳癌発覚後、なぜか健やかになっていく――。フシギな闘病体験を『世界屠畜紀行』の著者が綴る。《巻末対談・島村菜津》

久坂部　羊
悪医
再発したがん患者と万策尽きて余命宣告する医師。悪い医師とは何かを問う、第三回日本医療小説大賞受賞作。《解説・篠田節子》

稲盛　和夫／山中　伸弥
賢く生きるより　辛抱強いバカになれ
京セラ、KDDIの創業、JAL再建などで平成の〝経営の神様〟といわれる稲盛氏とiPS細胞を開発し、ノーベル賞を受賞した山中氏の異色対談。

上野　千鶴子／小笠原　文雄
上野千鶴子が聞く　小笠原先生、ひとりで家で死ねますか？
がんの在宅看取り率九五％を実践する小笠原医師に、おひとりさまの上野千鶴子が六七の質問。類書のない「在宅ひとり死」のための教科書。

加藤　諦三
50歳からちょっと心を休ませる本
働きざかりでプレッシャーも大きな五〇代。心が疲れたときにどうすればいいのか。長年、ラジオの人生相談をつとめる著者が贈る処方箋。